麻取や、ガサじゃ!

麻薬Gメン最前線の記録

清流出版

麻取や、ガサじゃ！

麻薬Gメン最前線の記録

●目次

第1章 麻薬を取り巻く人々

第2章 覚せい剤密売組織を壊滅せよ《昭和五十四年二月二十日～五十五年三月十九日》

第3章 大麻密輸犯を追え《平成十五年七月四日〜同年十月十四日》

第4章 ネット密売人を炙り出せ《平成十七年十月二十七日〜十八年十月十一日》

本文設計・装丁＝日戸秀樹
写真提供＝高濱良次

第*1*章　麻薬を取り巻く人々

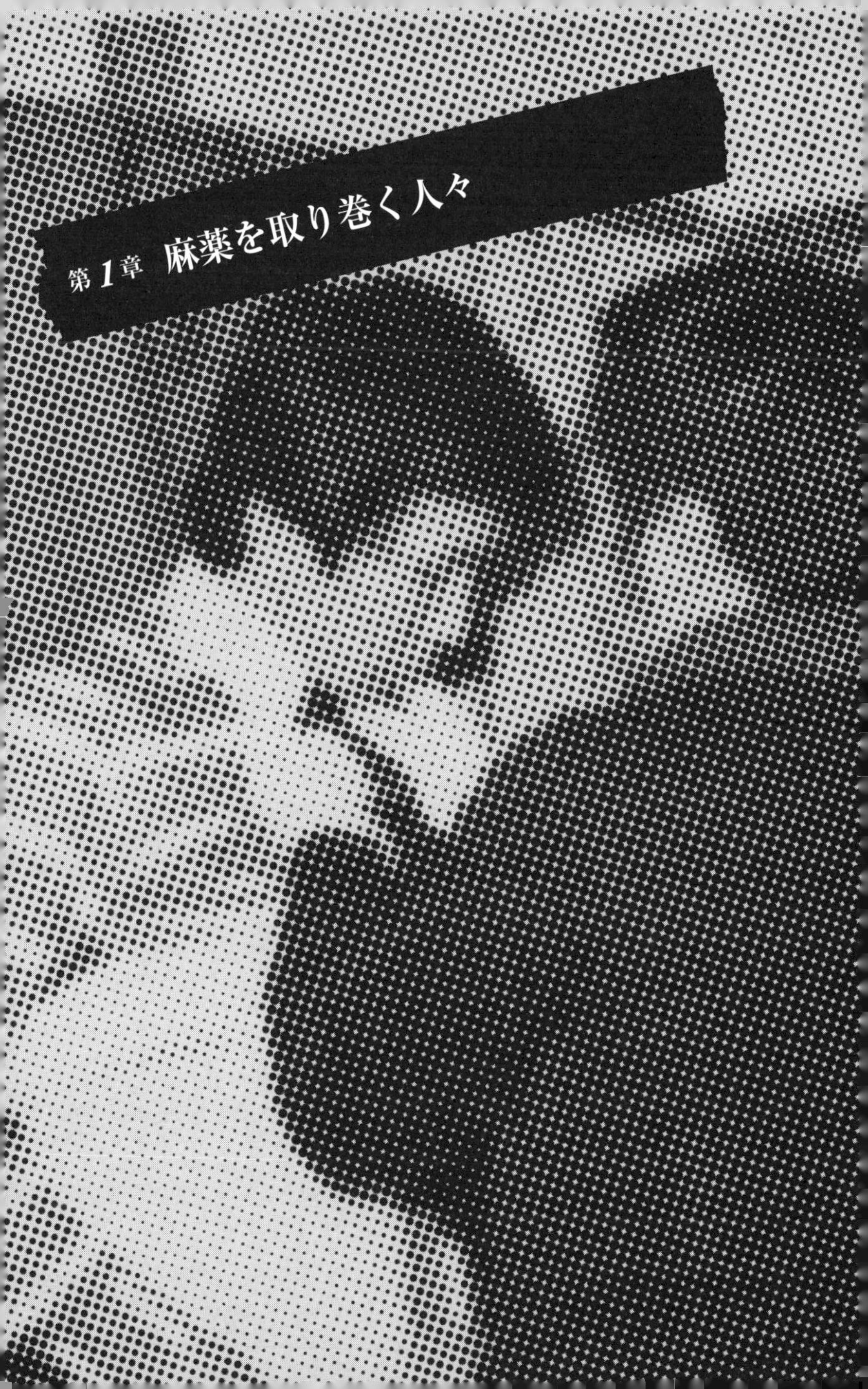

一般社会に浸透する麻薬

　麻薬密売所に踏み込んだ我々麻薬取締官の目の前で、一心不乱に覚せい剤を注射し続ける男がいた。夢中で注射するあまり、大声で静止しても耳に入らず、力ずくで止めさせようとすると悪態をつきながら大暴れした。

　捜索で急襲をかけた我々の姿を見て、高層マンションの自宅から落下して即死した男がいた。逃げようとベランダから隣室のベランダに移ろうとした際に、手を滑らせてしまったのだ。

　また、携帯メールを使って男と二人で密売をしていた神戸の女子大生は、美しかったであろう顔が覚せい剤中毒で無残にやせ細り、化粧気はなく肌は荒れ放題、腕には禍々《まがまが》しいどす黒い注射痕《こん》がミミズのように這っていた。

　思わず目を背けたくなるような場面に何度も遭遇してきた。皆、一様に何かに取り憑かれたような虚ろな目をしていた。

　覚せい剤中毒者は、実年齢よりも十歳から二十歳は老けて見える。注射の打ち過ぎで腕の筋肉がしこりとなって固まってしまい、太ももに打っていた四十代の女は、六十代に見えた。無気力で、よれよれの服を着て風呂にも入らず、覚せい剤と汗の入り混じった独特のすえた臭いがした。

　麻薬は、人間性、理性、健康、若さ、将来も希望も、すべてを吸い取ってしまう――。

　覚せい剤や大麻をはじめとする違法薬物、それを総称して、世間では「麻薬」と呼んでいる。

この麻薬の使用、密輸入、譲渡、密売など、麻薬がらみの犯罪が後を絶たない。ここ数年、芸能界やスポーツ界からも逮捕者が続出し、マスコミを賑わしている。テレビのワイドショーや週刊誌は、有名人のゴシップとしてことさら取り上げ、その都度世間はその動向に注目する。華やかで眩しいスポットライトの裏側への興味を煽《あお》るのだ。

だが、それはあくまで興味本位でしかなく、麻薬の本当の恐ろしさは微塵《みじん》も伝わらない。有名人の麻薬使用を、一部の特殊な人々の事件と捉えるのもあながち間違いではないが、興味を煽るだけで麻薬の恐ろしさが伝わらなければ、却《かえ》って若者を中心とした一般市民への麻薬に対する興味を刺激し、使用を誘発しないとも限らない。

実際、近年の特徴として特筆すべきは、麻薬が大学生を中心とした若者層に広がりを見せると同時に、ごく普通の家庭の主婦にまで広がっていることだ。一見平和な住宅街や、大学・高校、果ては中学校などの教育現場に到るまで麻薬は広まりつつある。これは私が駆け出しの麻薬取締官だった昭和四十年代後半には考えられなかった事態である。当時、麻薬密売の場所は、そのほとんどが繁華街や犯罪多発地帯など特殊なエリアであり、麻薬犯罪に手を染める者も常習者も、いわゆるその時代の〝アウトロー〟たちと相場は決まっていた。

ところが現在は、堅気の人間がたいした罪悪感もなく、ちょっとした好奇心で気軽に手を出し、気がついた時にはすでに立派な中毒者となっている。問題は、時代の変遷によって情報が溢れ、インターネットなどによって、一般市民と「闇社会」との接点が無防備に増えたことにあると私は思う。加えて、「自分さえよければいい」「迷惑をかけなければ何をしても許される」といった、誤った個人主義的な風潮が蔓延したことも、無縁ではないだろう。

社会の光と闇がはっきりと分かれ、棲み分けをしていた時代はすでに遠く、現代はその境界線が限りなくグレーであいまいな社会になりつつある。昔はよかったなどというつもりはない。ただ、麻薬が気軽に素人の手に入るような状況に対して、私は危機感を募らせているのである。

現在、覚せい剤や大麻をはじめとした薬物、つまり麻薬は、平和な日常を送る一般市民の生活の間近にまで迫って来ている。あるいはすでに平和な生活を呑み込んでいると言っても過言ではない。

長年、麻薬を取り締まる者として捜査に携わってきた私は、麻薬関連のニュースに触れるたびに言いようのない無力感に襲われる。現役の頃、あれだけ犯人逮捕に情熱を燃やし、時には体を張って事件に挑み続けたものの、世の中の流れはいかほども変化していないのだ。いや、犯罪が見えにくくなっている分だけ悪化しているとも言える。

世の流れとはそんなものだと頭では理解していても、体は未だに熱く反応してしまう。大海の波に逆らって、一人その波を止めようと立ちふさがりたくなるような衝動が、この私の体に残っている。そんな思いが熾火《おきび》のようにくすぶるたび、私は顔をしかめる。

現在の麻薬犯検挙状況は、二万人を超えていた平成十二年をピークに検挙者数は減少し、ここ数年は一万四、五千人で推移している。だが、大麻は平成十七年に二千人程度だった検挙者が、平成二十一年には三千人近くに増加している。

ここに挙げた数字は、あくまで検挙者の数であり、実際の密売者・乱用者の数はそれを大きく上回るものと推測される。麻薬の密輸入、密売は、昨今のインターネットや携帯電話の普及により、巧妙化しているため、摘発が容易ではないのである。

さまざまな麻薬

ひと口に麻薬といってもさまざまな種類がある。実は麻薬がすべて違法なのではない。医薬品として厚生労働省の指導と監督の下に医療用として用いられるものも多い。これらを正規麻薬という。

正規麻薬、つまり医療用麻薬として使用される代表的なものが、ご存知の方も多いと思うが癌の疼痛《とうつう》緩和に使用するモルヒネだ。モルヒネは「あへん」から抽出・精製される。同じく、あへんに含まれるコデインという成分は鎮咳作用が強く、市販の風邪薬や咳止め薬などに微量であるが配合されている。

正規麻薬に対して不正麻薬があり、日本で流通し乱用されているものが、覚せい剤、大麻、あへん、ヘロイン、コカイン、そしてLSD、PCP、MDMAなどの幻覚剤である。

また、麻薬ではないが、向精神薬も麻薬同様に日本では平成二年から取締りの対象となっている。向精神薬とは、睡眠薬や精神安定剤などを指す。乱用された場合に健康に対する危険性から、一部の向精神薬が取締りを受けている。

ある芸能人の事件で話題になったMDMAについて簡単に触れておこう。化学名を「3,4メチレンジオキシ—N—メチルアンフェタミン」（出典『薬物乱用防止の知識とその教育』薬事時報社）と言い、その頭文字から、MDMAと名づけられた。覚せい剤であるメタンフェタミンと構造上、非常に似ており、興奮作用を促すのが大きな特徴だ。併せてメスカリン様の幻覚作用をも有している。わが国では、「麻薬及び向精神薬取締法」という法律で麻薬に指定されているが、海外ではアンフェタミンタイプの覚せい剤（ＡＴＳ）に分類されている。

ちなみにメスカリンというのは、サボテンの一種の「ウバタマ」に含まれる成分で、メキシコやネイティブアメリカンの儀式で用いられてきた。乱用者は食事をとらなくなり、幻覚に陥って踊り続けるという。アメリカでは衰弱や脱水によって死者が続出し、一九八六年に販売・所持が禁止された。

ＭＤＭＡは、ヘロインや大麻、コカインなどのように植物から抽出して作られる薬物ではなく、化学薬品を合成して作られる。その点、ほかの薬物とは異なっている。愛好者の間では「エクスタシー」とも呼ばれており、形状はカプセルや錠剤である。日本に密輸されているのは、主に錠剤だ。錠剤には「００７」や「ユーロのマーク」「蝶」などの様々な模様が刻印され色もカラフルなものが多い。

一錠あたり四、五千円で売買され、ビタミン剤を飲むような感覚で、安易かつ手軽に経口使用される。若者の間で人気があり、罪悪感に乏しいためか爆発的な広がりを見せている。例えば、平成十六年に、東京の男子高校生が校内で密売していた事件や、京都市の男子中学生が購入代金欲しさから強盗した事件など、ＭＤＭＡが若者に広まっていることを示す事例は枚挙に暇がない。

日本では平成十年頃から押収量が年々増加の一途を辿り、その摘発は不良外国人による密売やネット上での取引が大半を占めていた。しかし、その後暴力団と密売人が結託して扱い始めるようになり、若者などへの浸透が一層深刻化してきている。

巧妙な地獄への入り口「アブリ」

覚せい剤は通常、水に溶かして注射器で静脈に注射して使用する。ひと昔前の使用方法は、もっぱらこの方法であった。

平成に入ってから、東京や名古屋、大阪などの大都市で、不良外国人による覚せい剤や大麻などの違法薬物の路上密売が横行するようになり、若者の間にあっという間に蔓延した。「注射はダサイ」と覚せい剤を注射することを極端に嫌う傾向が広まったのは、実はその頃からである。

現在では、「アブリ」という方法もよく使われるようになった。ここ数年、ニュースなどで耳にする機会も多いだろう。覚せい剤使用で捕まった一部の芸能人などがやっていた方法である。外出中に万が一ラリって挙動不審になり、警察官や麻薬取締官から職務質問を受けるようなことがあったとしても、注射痕が腕に残らないため、覚せい剤使用の決定的な証拠が判明しない。明らかに怪しい者でも、尿検査を免れるケースも見られる。

アブリは、ガラス管に少量の覚せい剤を入れて下からライターなどの炎で炙《あぶ》り、熱せられて気化した覚せい剤を口や鼻から吸引する。あるいはアルミホイルの上に覚せい剤を載せて同様に下から炙り、吸引する。ほかに、覚せい剤の結晶をタバコに混ぜて火をつけ、煙と一緒に吸い込むというやり方もある。

このアブリ、一見合理的に思える。なぜなら、注射は刺激が強く、初めて打つ者にはやはり罪悪感や抵抗感が強い。加えて注射痕が残ればいろいろと面倒である。アブリは、注射と違って、直接血管に打ち込むわけではないので、タバコを吸うような安易な感覚から罪悪感が軽減する。そのため、初めて手を出す者はこの方法を選びがちだ。

しかし、このカジュアルさこそが曲者である。アブリは注射に比べて、空気と一緒に吸い込むぶん効き目が弱く、持続時間も当然短い。そのため時間を置かずにまた吸引に走るようになる。気づかぬうちに使用回数がどんどん増える。すると、覚せい剤に対する罪悪感や恐怖感は吹き飛んでしまう。そうなるともう引き返すことはできない。出口のない迷路に入ったようなものだ。

アブリでは、注射のように脳へ直接ガツンとくるような強烈な刺激は味わえない。覚せい剤の快感を知り、すでに地獄のとば口に立っている大抵の者は、より強い刺激を求めて刺激の少ないアブリから、ダサいと嫌っていた注射へと移行するようになる。結果、中毒症状を深めて奈落の底へ沈んで行くというパターンを辿る。

それ以外に、覚せい剤をそのまま嚥下《えんげ》する方法がある。苦味があるため、医薬品のようにオブラートなどで包んで飲むこともある。あるいはアルコールやジュースなどの液体に混ぜ溶かしたものを飲む。更にはセックスの前に互いの陰部に塗ったり、膣内に入れるという方法もある。皮膚の薄い性器の粘膜から覚せい剤を取り込むのであるが、そうするとセックスの感度が高まるという。まさか性器そのものに覚せい剤が働きかけるわけではなく、血管や胃腸を通して摂取する時と同様、要は血液に混じった覚せい剤が脳に運ばれて快楽を得るわけだ。

ともかくその摂取方法は実に多種多様である。ただ、注射とアブリ以外のケースは、まあごく稀である。

「毛髪鑑定」と「尿鑑定」

どんな形にせよ、覚せい剤を長期間使用すれば、髪の毛に覚せい剤が残留する。鑑定すれば、それは一目瞭然だ。「毛髪鑑定」では、おおよその使用時期、つまり使用歴が分かるのである。だが、直近の使用時期までは特定できないので、毛髪鑑定の結果だけで使用罪を立件することはできない。あくまでも、裁判において裁判官が刑期を言い渡すうえでの「常習性」の判断材料の一つでしかない。

元アイドルタレントの事犯で、毛髪鑑定がしきりに報道されたのを覚えておられるだろうか。毛髪鑑定に使う被疑者の髪の毛は、前頭部、側頭部、後頭部の各部位から、合わせて五十本くらいを根元近くから切り取る。それは医師が担当し、根元か先かをハッキリと分かるようにした状態に並べて白い台紙にセロテープで貼り付け、鑑定にまわす。

鑑定官の作業は実に緻密を極める。一センチ幅に切り取った毛片から、溶剤を使って残留した覚せい剤を抽出する。毛髪鑑定を行う場合、まずそれまで行っていた尿などの鑑定を中止し、機器内にごく微量の覚せい剤も残らないように完全に洗浄しなければならない。それから毛髪鑑定が始まる。気の遠くなるような地道な作業を行うのだ。その鑑定には数日間を要する。

鑑定官に対して、私はただただ頭の下がる思いであった。私が、近畿厚生局麻薬取締部の捜査第一課長をしていた平成十二年から十六年にかけて、この鑑定が、年に数十件は行われていた。

我々が検挙した事犯もあれば、他の県警の警察署や地方検察庁からの依頼によるものもあった。

直近の覚せい剤使用を立証するのは、「尿鑑定」である。これが、標準的な鑑定方法だ。尿鑑定のほかには「血液鑑定」があるが、被疑者の人権を慮《おもんぱか》って、この方法はほとんど採用されていない。尿鑑定の場合、覚せい剤の反応が出るのは、「注射」なら、使用から一週間から十日以内が最も多く、中には二週間という被疑者もいた。体質も多少影響するが、常習性も影響を与えている。

麻薬取締部では、これまでのデータを分析して、現在は使用時期を平均的な「十日間」以内とした説を取っている。使用事実の逮捕状を請求する場合には、採尿した日時を基点として、そこから遡《さかのぼ》って十日間という幅をもって、使用時期を設定しているのだ。

「被疑者は、法定の除外事由がないのに、平成十八年二月二十一日頃から、三月一日までの間、大阪府又はその周辺において、フェニルメチルアミノプロパンを含有する覚せい剤若干量を、自己の身体に摂取し、もって覚せい剤を使用したものである」

例えばこのように覚せい剤使用の被疑事実を組み立てるのである。それは、被疑者から詳細な供述が得られていない状況を想定したものである。ちなみに「フェニルメチルアミノプロパン」とは、覚せい剤の化学的な名称である。

「アブリ」では、反応が出るのは、せいぜい使用から二、三日以内である。体内に摂取する覚せい剤の量がそれだけ少ないためだ。だからアブリのケースでは、被疑者から一刻も早く採尿しなければならない。時間との勝負になる。その期間を過ぎれば、尿を鑑定しても判定結果はマイナスとなり、最終的に被疑者を逮捕することができなくなる。

常習の王道、注射

覚せい剤使用の主流は、結局のところ、昔も今も「注射」である。昭和四十五年頃から日本で覚せい剤の乱用が始まって以来、この部分は変わっていない。

覚せい剤を使用する道具は、ほぼすべてが病院などの医療関係で使われていた一CC用のガラス製の注射器だった。医療業界から横流しされたこの手の注射器は、覚せい剤を使用するのにちょうどいい容量だったというわけだ。

当時の話である。大阪市西成区と浪速区の境界近くにあった薬局の店主が、客が覚せい剤中毒者と知りながら、注文に応じて何本でも売ってくれるという話を被疑者から耳にした。

話の真偽を確かめるために、我々は客を装って、その薬局に赴き注射器の購入を試みた。店主は、何に使うのかなど一切訊《たず》ねることなく、我々が注文した三本の注射器を風邪薬でも売るように無造作に売ったのだ。これには、さすがの我々も驚いた。確か、一本が千円であったと思う。正規のルートではそんな値段はしない。いわゆるぼったくりである。客のほうにやましさがあるので、決して「高い」などと文句は言わないのだ。持ちつ持たれつの関係とでも言おうか。これは、薬事法違反（目的外販売）に当たる行為であるが、我々にとっては所管外の事件であったので、残念ながら検挙はしていない。だが、こうした事例も氷山のほんの一角に過ぎない。

その後、注射器問題が新聞紙上でクローズアップされ、注射器業界ではこのタイプの注射器販売を自粛する方向に進んだ。平成に入るや、販売は中止に到ったのである。代わりに登場したのが、糖尿病患者がインシュリンを注射する際に用いる、同じく一CCのプラスチック製の細い注射器だ。それが、現在も覚せい剤使用の際に使われている。これらは、すべて病院や業界からの横流しである。現在では、覚せい剤密売を幇助《ほうじょ》したという容疑で検挙して、医療業界からの横流しに対処している。

注射器といえば印象深い事件があった。注射器の入手に困って、仕方なく昆虫標本作りで虫に薬品を注入する注射器を使用したという、笑うに笑えない冗談のような話だ。今とは違って「アブリ」のような方法はなく、ガラス製の注射器が全盛の時代であった。

昭和六十三年の七月、私は約十六年間勤務した近畿地区麻薬取締官事務所から、香川県高松市に本拠を置く四国地区麻薬取締官事務所に転勤した。私にとっては初めての転勤で、慣れ親しんだ大阪の地を離れ、しかも単身赴任であった。これが、のちにほぼ全国を転勤することになる生活の始まりでもあった。転勤が多いのは麻薬取締官の特徴だ。仕事柄、一つの地域に長く留まると、売人や暴力団に顔が知られて情報収集に支障が出ることや、小さな組織の中で、できるだけ多くの顔を知り交流を密にし、チームワークを向上させようとの狙いもある。

さてその頃、注射器が一時的に品薄の状態になったことがある。我々は、覚せい剤中毒者の三十代の男の住居に「ガサ」、即《すなわ》ち捜索をかけた。覚せい剤は発見されなかったが、男の両腕には無数の注射痕が認められた。

室内からは昆虫標本作りで虫に薬品を注入する注射器が数本発見された。本格的なものではなく、子どもが昆虫採集の際に使う「おもちゃ」である。まさかそれが覚せい剤を打ち込むのに使用されていたとは、現場にいた誰一人として考えなかった。昆虫標本の注射器は、ガラス製の注射器よりも注射筒が大きく針も太いため、痛くてとても使える代物ではない。

男を覚せい剤使用事実で逮捕し、本格的に取り調べた。そこで男は、ガラス製の注射器が品薄になって手に入れづらくなり、考えあぐねた末に、昆虫標本の注射器を代用することを思いついたと白状した。市内の文房具店で購入し、代用していたという。注射する際には、やはり相当な痛みを伴ったが、打てることの喜びが上回ったらしい。覚せい剤を打ちたい一心が、八方破れの発想を思いつかせたのだ。「そこまでして打つか……」。私は憐れさを感じ、同時に、中毒者の執念の凄まじさを垣間見たものだ。

覚せい剤とは何か

覚せい剤は、「覚せい剤取締法」という法律によれば、「メタンフェタミン」と「アンフェタミン」の二種類に分類される。

覚せい剤には、その言葉通り「覚醒」、即ち目を覚まさせる作用がある。日本では、もっぱらメタンフェタミンが乱用されており、欧米や東南アジアにおいては、逆にアンフェタミンが主流を占めている。どちらも「エフェドリン」という物質から合成される。後述するが、覚せい剤が作られた当初、日本ではメタンフェタミンが作られ、アメリカではアンフェタミンが作られたため、二種類の覚せい剤がそれぞれ乱用され、それぞれの地域で広まったのであろう。

覚せい剤使用による代表的な精神的変化の特徴は、気分の高揚、疲れが取れる、頭がシャキッと冴える、おしゃべりになる、気が大きくなる、眠くならない、食欲がなくなるといったものである。

しかし覚せい剤の効果が消えると、反動として憂うつで落ち込んだ気分になったり、疲労感、更には脱力感や眠気などを引き起こす。そこから抜け出したいという思いからまた覚せい剤に手を出し、それが繰り返されるのだ。こうして常習することで、覚せい剤中毒に陥っていく。

こうなると、覚せい剤の使用を自ら抑制できなくなる。やがて、意欲の喪失、情緒不安定、怒りっぽくなるなどの覚せい剤中毒特有の症状を呈する。更に症状が進行すれば、幻聴や幻覚や妄想など、精神に異常を来たすようになる。ここまでくれば、最悪の場合、殺人や通り魔などの重大事件を引き起こしかねない。実際にそのような惨禍が引き起こされ、これまで何回となく新聞紙上を賑わせてきたのは周知の通りだ。

代表的な事件には、昭和五十六年に発生し、多数の死傷者を出した東京都の「深川通り魔殺人事件」や、昭和五十二年に発生した大阪府東大阪市の「クラクション殺人事件」などがある。どちらも覚せい剤中毒者が錯乱して罪のない一般市民を殺傷した痛ましい事件である。

幻覚症状には、幻聴や幻視が見られる。幻聴の代表的なケースは、電波が聞こえるというものだ。ある時、一見して覚せい剤中毒者と分かる者が、当時私が所属していた麻薬事務所に乗り込んで来て、「電波が聞こえてくるので、無線の電波を止めてくれ」と訴えたことがある。

幻視の代表的なケースは、電柱が警察官に見えるというものである。これは違法な薬物に手を出しているという罪悪感が、電柱を警察官に見せるのだろう。

また妄想には、誰かに殺されるという「被害妄想」、追いかけられているという「追跡妄想」、見張られているという「注察妄想」、恋人や配偶者が浮気をしているという「嫉妬妄想」などがある。

この幻覚や幻視、妄想は、覚せい剤使用を中止すれば、通常一週間以内に軽快すると言われている。しかし、往々にして後遺症が出る。いったん幻覚や幻視、妄想が消え、日時が長期間経過しても、覚せい剤の再使用や過度のストレス、飲酒などからくる刺激によって、再燃するのだ。これが、いわゆる「フラッシュバック」という現象である。

次に身体的な特徴も挙げておこう。これが捜索現場で、我々が被疑者を覚せい剤使用者かどうか判断する際の決め手になる。

覚せい剤を使用する者は、「眠れない、食べられない」という状態に陥る。すると当然痩せてくる。最初に頬が異常にこけてくる。これが分かりやすい大きな特徴だ。その他、目が血走って焦点が定まらず、本人は意識していないが、絶えず周りをキョロキョロと見回す。口角泡を飛ばすほどよく喋るが、話の内容に一貫性がない。話の途中で急に怒りだす。約束しても守らない。冬でも異常に汗をかくなどである。

本人はもはや正常な判断ができないため、そんな状態に陥っても、自分は正常であると思い込んでいる。しかし、傍から見ると明らかに異常なのである。

覚せい剤の〝効能〟

ではなぜ、そうまでして覚せい剤を使うのだろうか。覚せい剤には、実にさまざまな〝効能〟があるのだ。不謹慎な言い方になるが、一種、〝魔法のクスリ〟といった趣さえある。

実際、よく耳にするのは「夜間労働の眠気覚ましに効く」というものだろう。さらに、食事が喉を通らなくなることから、「ダイエット」の特効薬として女性を狙って売る者もいる。加えて、「生理痛等の疼痛緩和」にも効果がある。そうなると、まさに女性のための魔法のクスリのようにも思えてくる。

ほかには「博打」であるが、今は昔のように博打うちが跋扈《ばっこ》する時代ではない。徹夜でやるなどマージャンくらいのものだが、最近はマージャン人口がめっきり減っているらしい。若い者にはあまりピンとこないだろう。

そして「セックス」である。その快感を何倍にも増幅すると言われる。試したことはないので分かるわけもないが、〝セックス依存症〟なる言葉も最近はよく耳にするほどだから、麻薬とセックスは相当親和性が高いと見ていいだろう。

覚せい剤がこうした効能を発揮するのには、次のような肉体面・精神面への働きかけがあるからだ。「恐怖心が喪失し攻撃性が増す」、「性欲を異常に高め羞恥心をなくす」、「集中力が数段向上する」、「空腹感はあっても食べ物が喉を通らない」、「体が眠いと訴えても目が冴えて眠れない」、「不安感がなくなる」、「ひどい痛みを和らげる」、「性病や淋病、肺結核といった病気の症状を抑える」などである。

逮捕した被疑者が勾留中に体調を崩し、受診させると、結核や性病、淋病持ちであったことが判明するケースがたまにある。覚せい剤を使用している時には症状が抑えられていて、本人に自覚症状がまったくないが、クスリが切れることで症状が出てくるのだ。

それにしても、これだけ人間を虜《とりこ》にしてしまう覚せい剤はまさに〝魔薬〟である。副作用の強さ、依存の恐ろしさも十分にある。これはのちの第二章から第四章に詳しく書く。

麻薬関係の隠語

覚せい剤などの薬物の密売者や末端の使用者は、薬物の名称を仲間内のみで通じる言葉、隠語として用いる。だがそれは時代や地域などによって少しずつ異なっている。

例えば覚せい剤は、高度経済成長期に「シャブ」「ネタ」「ヤク」などと呼ばれるようになった。やがて場所によっては、「エス」「スピード」「アイス」などと呼ばれるようになった。

タイで密造されている錠剤型の覚せい剤を「ヤーバ」と呼ぶ。日本でもその呼び名が使われている。新種の覚せい剤として、現在乱用されている。

シャブの語源は不明であるが、一説には、〝骨をシャブル〟というところからきていると言われている。覚せい剤を使い続けると、骨が脆《もろ》くなって骨折し易くなるとか、歯が抜けるといったことがある。真偽のほどは定かではない。

また、隠語ではないが「近麻《きんま》」とは、近畿地区麻薬取締官事務所の略語だ。我々は日頃から捜索現場ではそう名乗っていた。捜索現場で「近麻」と言えば、すぐに麻薬取締官と分かり、薬物の世界に身を置く者達からは恐れられ、一目置かれていた。

「近麻」といえば印象深い話がある。

先輩取締官の田尾辰徳と、その頃薬物汚染地域となっていた西成区の一角、太子町を歩いていた。そこにあった、広域暴力団直系の組事務所前を通った時、数名の男女が事務所前に椅子を出して座っていた。彼等は組の関係者である。我々の身分を知っているその中の若い組員が、一際目立つ格好をした女、組長の女房と思われる姐御に向かって「近麻や」と我々に聞こえよがしに言った。姐御は、ふざけて「近麻って、按摩《あんま》か」と笑った。組員も笑いながら、「ちゃいますわ、麻薬取締官ですがなぁ」と返していた。我々をからかっていたわけだが、あえて無視した。

のちに、その組事務所前で警邏《けいら》中の二名の制服警察官が、以前我々も逮捕したことがある組員を職務質問した際、その組員はほかの組員と一緒に妨害、暴行を働いた。それがきっかけとなってその組は、大阪府警察本部の手で壊滅させられた。まさか、〝按摩〟のバチが当たったわけではなかろうが。

ちなみにほかの地区事務所、例えば関東信越地区は「関麻」、九州地区は「九麻」などと名乗っていたかというと、そうではない。近畿地区以外では、すべて「麻取《まとり》」と言う。

電話でも、刑事もののドラマのように、「はい、○○署」とか、「○○係」などと対応するかといえば、麻薬取締事務所ではありえないことだ。「はい、近麻」とか「捜査第一課」などとは口が裂けても言わない。

事務所には、警察が使っているような専用回線は設置されておらず、一般回線が使われている。それは今も変わらない。

外からの電話は、まず調査室が受け、各部門に振り分けられる。その際、調査室の人間は、「○○から□□さんに電話です」と内線で告げるが、自分の課で電話を受けた者は、取り次ぐ時に「○○から電話」とは言わない。取調べ中の被疑者に、電話をかけてきた情報提供者の存在を知らしめないためだ。ただ一言、「電話」と伝えるだけだ。

また調査室も、決して「近畿地区麻薬取締官事務所」とは名乗らない。なぜなら電話の相手が、情報提供者の所持していた電話番号に電話をかけ、そいつが麻薬取締官のスパイかどうかを確かめようとするケースがあるからだ。

これが一般の会社や官庁とは大きく違う。相手が名乗って、信頼に値する人間であった時にだけ「はい、高濱ですが」と答えるのだ。このような習慣が染み付いているために、私は家庭でも電話をとった時、決してこちらから名乗ることがない。考えてみたら、非常識な話である。

薬物乱用の歴史

ではこの覚せい剤、今日の蔓延に到るまでどのような経緯があったのだろう。現役時代の経験や目を通してきたさまざまな資料、伝聞などから、日本における覚せい剤を中心とした薬物乱用の歴史を振り返ってみる。本書を読み進めていただくうえで、予備知識として参考にしていただきたい。

(一) 普及期

日本の薬物乱用の歴史は、第二次世界大戦後に始まったと言っても過言ではない。当時、「ヒロポン」と呼ばれていた覚せい剤から、その歴史がスタートした。ご存知の方も多いと思うが、ヒロポンは昭和十六年に大日本製薬から発売された。アンプル入りの水溶液タイプのもので、第二次世界大戦の際には、軍需工場で労働者が徹夜作業をしたり、戦地で兵隊が夜間の歩哨《ほしょう》に立ったり、特攻隊員が突撃する際などに使用されたのである。

戦後、軍需品であった大量のヒロポンが民間に放出され、また多くの製薬会社が製造販売に参入したため、瞬く間に乱用が拡大した。

我が国で乱用されている覚せい剤は、現在、主に「メタンフェタミン」だが、この物質は遡《さかのぼ》ること百数十年前の明治十八年、日本の長井長義博士が、漢方で用いられている「麻黄《まおう》」という植物に含まれる「エフェドリン」という物質から発見した。なおエフェドリンには鎮咳作用があり、現在も市販の風邪薬に配合されている。翌年にアメリカでエフェドリンから「アンフェタミン」が合成され、同じ年に長井博士はメタンフェタミン、即ち覚せい剤を開発した。だがメタンフェタミンには、本来期待されていた鎮咳作用よりも、覚醒作用のほうが顕著であった。

戦後、軍が所有していた隠退蔵物資の一つである覚せい剤が巷に放出され、人気を博すと、そこに目をつけた暴力団組織が、新たに覚せい剤密造に参画し始め、密造品も出回るようになった。夜間、勉学に勤しむ学生や夜間勤務を余儀なくされる運転手、復興のための突貫工事に駆り出された夜間労働者、文化人と称される人達などの間で瞬く間に蔓延し、乱用が拡大していった。

それとは別に、製薬会社も医薬品として使用されるメタンフェタミンの製造を開始。その商品名がヒロポンだった。

ヒロポン蔓延に伴い、覚せい剤が引き起こす妄想や幻覚症状を呈する中毒性の精神病を惹起し、時としてそれが凶悪事件へと発展し、大きな社会問題となった。このような現象に、業を煮やした世論が沸騰し、覚せい剤を禁止しようという機運が高まっていく。そこで出てきたのが、覚せい剤そのものだけでなく、その素となるエフェドリンなどの覚せい剤原料物質をも規制し、その頃国内に蔓延《はびこ》っていた覚せい剤密造を一掃するための法律である。昭和二十六年に制定された「覚せい剤取締法」だ。この法律で、覚せい剤の製造から末端の所持・使用までが禁止されたのである。

施行当時、約一万八千人にも及ぶ人間が検挙された。ところがその数は、減少するどころか、覚せい剤の持つ覚醒作用とその時代の世相とがマッチし、年々増加の一途を辿ったのである。その後の法改正による罰則強化や徹底した取締りにより、昭和二十九年の五万五千人強をピークに減少し始め、昭和三十二年には検挙者が千人台を割り、覚せい剤乱用がようやく沈静に向かった。

この時期が、「覚せい剤第一次乱用期」と呼ばれている。終息に到った理由として、当時、覚せい剤の生産拠点が日本にあり、それを司法が徹底的に叩いたことが挙げられる。

現在は、生産拠点が当時と違って外国にあり、そのため日本一国の力だけでは、どうすることもできず、結果、国内に流入してくる覚せい剤の乱用に歯止めが掛からない。そういう点では、昭和二十年代とは、大きな違いがある。

（二）ヘロインと大麻

覚せい剤と併行して、ヘロインの乱用も戦後の混乱期に始まり、覚せい剤ほどの勢いはなかったものの、密売ルートの開拓や暴力団の介入などで、乱用は拡大した。そして昭和三十年初頭の覚せい剤の沈静化に伴い、ヘロインが台頭し、昭和三十年代を中心に、全国的に流行した。この時も、徹底した取締りの推進と法改正による罰則強化など、いわゆる「覚せい剤第一次乱用期」に取られたのと同じ手法でその封じ込めに成功した。

ヘロインの生産拠点は、覚せい剤と違って外国であったにもかかわらず、なぜ終息に成功したのか、その要因は、いくつかある。

その一つは、ヘロインが持つ精神的・身体的依存性から脱却する際に伴う禁断症状だ。それは、想像を絶する苦しみを引き起こし、日本人にはそれを敬遠する向きがあり、手を出す者があまり多くなかった。

それとは別の因子として、ヘロインの効き目が挙げられる。覚せい剤は、中枢神経を異常に興奮させる、いわゆる「動」の面を持っているのに対して、ヘロインは、中枢神経を抑制する、即ち「静」の面を持っている。今流に言えば「アッパー系」と「ダウナー系」である。勤勉な日本人には、この「ダウナー系」が気質的に合わなかったのである。

大麻事犯は、戦後アメリカ軍の駐留に伴い、日本各地にある基地周辺で散発的に発生していたが、大部分はアメリカ人に限られていた。その後ベトナム戦争の激化に伴って、在日米軍兵士や不良外国人の事犯が増加したが、日本人に蔓延はしなかった。

だが、世界的な退廃ムードの蔓延に伴い、日本でも、次第に若年層や音楽家、芸能人を中心に乱用が広がり、それが顕著になってきたのは、昭和四十年代に入ってからである。

その検挙者は、毎年千人以下だったのだが、昭和五十一年に入るや千人を突破し、それ以後、千人から二千人の間で推移している。それが、最近まで続いていた。年によっては、検挙者数が二千人を超えたこともある。ここ最近は三千人近くに増加し、その傾向が加速していることは否めない。ただ、乱用の比で言えば、覚せい剤ほどではない。

(三) 海を越える密造技術

覚せい剤第一次乱用期の密造技術は綿々と伝えられ、それが、戦前の植民地支配により、日本語のできる人が比較的多くいたお隣の韓国へと渡り、昭和四十年代に入って開花し、密造が開始された。そして韓国から日本への密輸入が本格的に始まり、結果、昭和四十五年頃から、再び覚せい剤の乱用が増加し始めたのである。背景には、やはり暴力団の存在があり、資金源として、その密輸から密売までを取り仕切っていた。検挙者も、それまでの千人以下から、急速な伸びを見せた。昭和四十八年に覚せい剤取締法を改正して罰則強化を図り、一時的に減少したが、昭和五十年にはまた増加に転じた。

昭和五十五年に入ると、検挙者は二万人を突破し、昭和五十九年には、ピークを迎える。この頃を、我々は、「覚せい剤第二次乱用期」と呼んでいる（この時期に私が携わった大掛かりな覚せい剤密売事件を第二章に記した）。

当時、大麻は、一部の愛好者の間だけで愛用されていたが、暴力団は、大麻も密売の対象になることを知り、覚せい剤とセットにして密売するようになった。

また、韓国では乱用の実態がなかったため、当初、韓国政府は日本政府の協力要請になかなか応じてくれなかった。しかし韓国内においても、覚せい剤乱用が始まったため法律を新たに整備し、取締りに乗り出したのである。

その後日韓両国が協力して取締りを強化し、特に韓国の取締当局による徹底した自国内の覚せい剤密造所の摘発によって、昭和六十三年、ソウルでオリンピックが開催される頃には、密造組織は活動の舞台を台湾に移している。今度は、台湾が最大の密造地となっていったのである。やはり台湾でも、国内乱用が目立つようになってから早急に法整備を行い、取締りが強化されていった。

平成に入り、検挙者数も二万人を割り、その後しばらく一万五千人前後で推移していた。しかし同時期、中国に民主化の波が訪れ、中国政府は、中国本土と台湾との対岸交流を認めるようになった。結果、経済交流も容易になり、そこに目をつけた台湾の密造組織は、摘発を逃れるため、対岸の福建省に密造器具や原料などを運び込み、密造を始めている。このようにして、今度は中国が覚せい剤密造の中心となり、日本や韓国、更には台湾などへの主要な供給源となっていった。いわゆる「中国ルート」が確立されたのである。

（四）若者に広がる薬物乱用

平成八年と九年には、連続して検挙者が二万人にも及ぶ勢いになったが、平成十年には、一万七千人台とその数が減少した。とはいっても、依然として高い水準で推移しており、予断を許さない状況であった。そのため日本政府は平成九年をピークとする覚せい剤乱用を、「覚せい剤第三次乱用期」と認定し、官民一体となって、乱用阻止に向けての取組みを開始した。

その後検挙者数は、一進一退を続け、現在に到っている。

この第三次乱用期の特徴は、乱用者の低年齢化が加速したことである。加速した原因の一つとして、イラン人などの不良外国人による路上での無差別な密売が挙げられる。平成の世になり、国際化の波が押し寄せ、経済大国となった我が国に、仕事を求めて多くの外国人が訪れるようになったが、バブル経済が崩壊。日本の経済情勢が悪化すると、職を得られない一部の外国人が、薬物密売に手を染めるようになり、大都市の繁華街に集う若者を対象に、無差別に声をかけては、街頭で薬物を密売した（第三章では、この時期を象徴する外国人による大麻事件を記した）。

また若者達の間では、「他人に迷惑を掛けなければ、何をしてもよい」という誤ったモラルが横行し、履き違えた個人主義が台頭してきた。更に携帯電話やインターネットの爆発的な普及により、いつでも、どこからでも、密売人との接触が可能となり、容易に薬物を入手できるようになった。これらの要因が、薬物密売に拍車をかけた（第四章では、インターネットを使った密売を象徴する覚せい剤密売事件を記した）。

不良外国人の扱う薬物は、主として覚せい剤だったが、アヘン、ヘロイン、コカイン、大麻、大麻樹脂、ＭＤＭＡなど、ありとあらゆる薬物を扱うようになった。またこの頃から、覚せい剤の使用方法にも変化が現れ、これまでの注射から、「アブリ」に代表される吸引という新たな方法も加わるようになった。

コカインやヘロインの愛好者が、日本にいることは間違いないが、その数は、覚せい剤や大麻に比べれば微々たるものである。

（五）新たな密輸ルート

その後中国ルートに加え、外貨獲得のため新たに北朝鮮でも、覚せい剤の密造を行うようになり、「北朝鮮ルート」なるものも出現している。

その後北朝鮮の核問題により、国際的な北朝鮮包囲網が形成されたため、「北朝鮮～韓国～日本」ルートや「北朝鮮～中国～日本」ルートという新たな密輸ルートが形成されていった。その後中国当局は、覚せい剤密造に対する取締りを強化しているが、その結果、一部の中国の技術者が、また台湾に戻って密造を再開している。

今度は台湾当局が、取締りを強化すると、その一部は、舞台をフィリピンに移し、覚せい剤密造を始める。更にフィリピン当局が、監視を強化すると、マレーシアやフィジーに舞台が移り、更にここでの取締りで、密造グループは、またフィリピンに流れるなど、まさにイタチごっこの状態が、繰り返されている。

またカナダでも、現地のチャイナタウンの中国人グループを中心とした覚せい剤密造が行われており、日本でも、時折そのルートの密輸事件が検挙されている。

いずれにしても、東・東南アジア地域における覚せい剤密造ネットワークの形成により、東・東南アジア地域への安定供給に到っていることは間違いなく、台湾当局は、中国の福建省、台湾、そしてフィリピンやマレーシアなどの東南アジアのデルタ地域を、「覚せい剤の新黄金三角地帯」と呼んで、警戒を強めている。

薬物乱用の歴史を要約すれば、昭和二十年代の覚せい剤の乱用に始まり、昭和三十年代には、ヘロインの乱用、昭和四十年前半は、大麻の乱用、そして昭和四十五年以降は、再び覚せい剤の乱用、更にそれと併行して再び大麻の乱用が加わり、平成の時代に入ると、覚せい剤や大麻以外に、ありとあらゆる薬物が、密売の対象となっていった。

日本において、現在主として乱用されている薬物は覚せい剤であり、それに付随する形で、大麻があり、あらゆる薬物の登場で、今や薬物乱用は混迷の度を深めている。

麻薬取締官とは

麻薬取締官は、厚生労働省の地方支分局である地方厚生局に設置されている麻薬取締部に所属する。いわゆる「麻薬Gメン」（Gメンは Government Men の略称）と呼ばれる面々である。

終戦後の昭和二十一年、進駐軍の指導により薬事行政に関わっていた地方公務員を「麻薬統制官」として麻薬の取締まりに従事させるようになった。二十三年「麻薬取締員」、二十五年「麻薬取締官」と改称され、国家公務員として都道府県に駐在することになった。二十六年には厚生省（当時）に地区麻薬取締官事務所が設置され現在に到っている。

厚生労働大臣の指揮監督を受けて、「薬物関連五法」に違反する罪、刑法第二編第十四章「阿片煙に関する罪」のほか、麻薬、あへんもしくは覚せい剤の中毒により犯された罪について、刑事訴訟法に基づく司法警察員としての職務を行っている。簡単に言えば、不正な薬物を摘発するのが主要な任務だ。司法警察員として職務を行う時は、拳銃、警棒や手錠を携帯することができる。もちろん、武器の使用は「正当かつ必要最小限の範囲」とされている。

麻薬取締官は麻薬取締りに関する行政事務も行うので、司法と行政に携わる厚生労働省の職員、いわゆる国家公務員である。

薬物関連五法とは、次のものである。

㈠麻薬及び向精神薬取締法

㈡大麻取締法
㈢あへん法
㈣覚せい剤取締法
㈤国際的な協力の下に規制薬物に係る不正行為を助長する行為等の防止を図るための麻薬及び向精神薬取締法等の特例等に関する法律（麻薬特例法）

こうした法律等を背景に、我々麻薬取締官は「違法薬物に係る捜査」「医療麻薬の監督・指導」「相談業務・啓発活動」に奔走しているのだ。

一般に薬物犯罪は、「被害者なき犯罪」とも言われ、直接その犯罪により被害を受けたという訴えがない。つまり、ここで言う被害者とは麻薬常習者自身なのだ。だからこそ麻薬取締官が、自らの手で犯罪を炙り出し、摘発していかなければならない。

そのため、我々が日頃「エス」と呼んでいる情報提供者の協力が絶対不可欠であり、麻薬取締官にとっては彼等との日頃の付き合いが重要になるのである。

この場合の情報提供者とは、ほとんどが今なお現役の麻薬犯罪者であったりする。取調べなどを通じて、麻薬取締官と被疑者に人間関係ができた場合、服役後に情報を提供してくれる者が出てくる。完全に薬物から足を洗う者もいるが、現実には、その周辺から離れられない者もいるのだ。新たな密売所の存在や、密売者の動きなど、堅気の人間では知り得ない情報を持っている。限りなく黒に近いグレーとでも言っておこうか。

もっとも、現在ではこの「エス」だけではなく、新聞や雑誌といったマスコミ情報をはじめ、投書や一般からの通報、国内外の捜査機関からの情報、そしてインターネットなどから多元的に情報を得ており、データベース化して一元管理している。

そして、麻薬取締官には、二つのタイプがある。いわゆる「技官」と「事務官」と言われるものだ。技官とは、薬学部卒業で、薬剤師国家試験に合格した者であり、それ以外が、すべて事務官である。事務官は、国家公務員試験の合格者で、法律系や語学系などの出身者である。ちなみに私は技官だった。

この組織の大きな特徴はその人数の少なさだ。格好良く言えば少数精鋭である。私が麻薬取締官になった昭和四十七年当時、その数は百七十六人で、それが長い間続いていたが、治安の悪化により、平成十三年から十八年にかけて総理大臣を務めた小泉純一郎の鶴の一声で、司法関係の人員が大幅に増員され、平成十九年現在では麻薬取締官の数は二百四十人である。定員は政令で定められている。

全国の警察官約二十五万人強に対して、〇・一パーセントにも満たない極小の組織である。この僅かな人数で、北から南を全国八地区に分けて、フォローしている。

北海道地区は札幌市、東北地区は仙台市、関東信越地区は東京都千代田区、東海北陸地区は名古屋市、近畿地区は大阪市、中国地区は広島市、四国地区は高松市、九州地区は福岡市で、このほかに横浜分室、神戸分室、小倉分室、沖縄支所があり、計十二の事務所がある。この分室のある港は、すべて国際貿易港である。昭和三十年代のヘロイン横行時代に、この三つの港が密輸に利用されていたために各分室が設置された。また沖縄支所については、昭和四十七年に沖縄が日本に返還されたのに合わせて設置された。

麻薬取締官事務所は、警察と同様、司法と行政の両面を併せ持っている。行政面から言えば、捜査第一課は、麻薬や覚せい剤などの医療上有用な薬物の正規流通経路からの横流しや不正使用を防止するため、製薬会社から病院・薬局までを立入検査して、適切な指導を行う部署である。

捜査第二課は、医療機関等と協力して薬物乱用者の治療や社会復帰のための助言を行う、いわゆる中毒者対策を扱う部署である。ヘロインやコカインに代表される麻薬や覚せい剤、あへん、大麻といった薬物は、身体的、精神的依存性が強く、一度乱用すると自分の意志でやめることが困難であるためだ。

情報官室は、取締官が入手した情報を分析して、捜査部門の活動をバックアップする部署である。

この三つの部署は、司法面から言えば、名称こそ違うがいわゆる捜査をする部署であり、これが麻薬取締官の姿である。一つの課には、課長を筆頭に合計六名の麻薬取締官が配属されている。基本的には一つの課単位で動くが、大きな事件になれば、二つ、あるいはすべての課が協力して動くこともある。

欲望渦巻く捜査現場

「張込み」と「ガサ」、この二つは、麻薬取締官の仕事の中でも重要な仕事であり、忍耐力と胆力、そして体力を必要とする。生半可な覚悟では務まらない。そして何より危険を伴う。武闘派の極道の組事務所に乗り込むこともあるのだ。だから警察同様に拳銃の携帯が認められ、時には防弾チョッキを着用することもある。

私はこの張込みとガサが嫌いではなかった。いやむしろ好きだったと言ってもいい。数え切れないほどの張込みとガサを経験したが、あの震えるような緊張感は、ほかの仕事ではちょっと味わえないのではないか。

ボクサーはリングに上がる緊張感が忘れられず、引退してもカムバックする選手が多いというが、あるいはその感覚に似ているかもしれない。ただ違うのは、眩しいスポットライトも観客の声援も、そこにはないということだ。

私が生涯、現場主義を貫いたのも、一種その緊張感の虜になっていたためとも考えられる。仕事中毒である。それでは麻薬中毒者と変わらないではないか、と言われてしまいそうだが、私は人間の行動原理はどんな人間も、そう変わらないと思っている。言ってしまえば、人間は快楽を求める生き物なのだ。いや、生き物が快楽を求めるのはむしろ当然であろう。

私と麻薬中毒者の違いは、実は紙一重である。私だけではない。自分は薬物とは何の関係もないと思って平穏な生活を送っている普通の人も、私から見れば、奈落の底への崖っぷちに立っているように見える。如何なる理由があろうが、ひとたび手を出してしまえば奈落の底に転落し、行く着く先には破滅が待っている。脅かすつもりはない。ただ、そうした現実を知っているのと知らないのとでは、身の処し方が自ずと違ってくると思うのだ。

私は追う立場に身を置いた。生来の正義感の強さ、そして反骨精神がこの仕事に、そして何より現場に私をなじませた。さらに、仕事への理想、人間としての誇りやプライドが、薬物犯罪者に容赦なく厳しく対峙する麻薬取締官としての私を作ってきた。被疑者に個人的な恨みは何もない。人生の歯車がどこかでずれていれば私が追われる立場になっていたかもしれない。ただ私は、薬物犯罪を何があっても許さないし、絶対に認めない。猟犬のように〝獲物〟を捕まえ、その手首に手錠をかけることだけを考えて現役時代を駆け抜けてきた。

追う者、追われる者、現場には欲望が渦を巻き、ぶつかり合い、時に思いがけない物語を生み

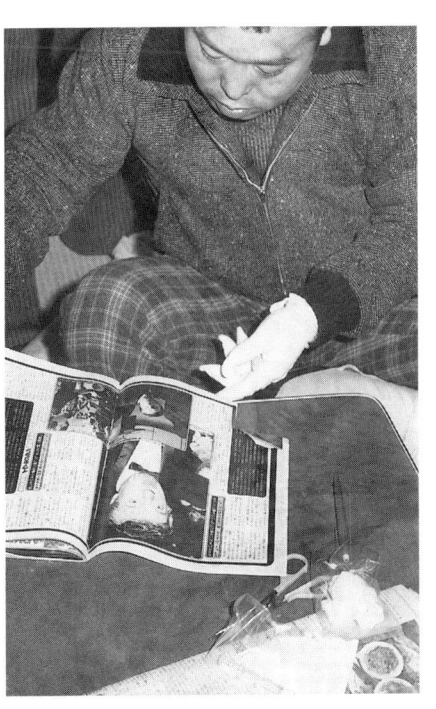

捜査現場で、覚せい剤が隠されていた雑誌を確認する著者

出す。それは人間同士ゆえの悲しみであるし、滑稽さでもある。麻薬をめぐる、人間であるがゆえの悲劇と喜劇の連続、それが麻薬取締官という仕事の特性である。

張込み

張込みは、ただただ忍耐である。果たしてこんな苦労が役に立つのか、徒労に終わるのではないかという思いが常に頭をよぎる。深夜や早朝に眠い目を擦りながら、炎天下や大寒波の中で疲労を溜め込み、なぜこんな苦しい思いをするのかと自問自答することもある。

だが、この地道な作業の集積が、確実な情報をもたらし、最適なガサ入れの時期を割り出すことになる。マムシのような執拗さで忍耐に忍耐を重ねた分、エネルギーは溜まっていくのだ。

古巣である近畿地区麻薬取締官事務所（平成十三年の組織改変により、近畿厚生局麻薬取締部に名称変更）に戻り、捜査第一課長をしていた平成十三年五月一日、ちょうどゴールデンウィークの最中、大阪税関監視部検察第一部門の課長・前川修から、私に一本の電話があった。薬物汚染国の一つであるタイから送られてきた郵便小包の中から、一見、クレヨンにしか見えない、実に巧妙に偽装された大麻樹脂が発見されたので、「コントロールド・デリバリー捜査」（ＣＤ捜査）を実施したいとの要請であった。その量、約六〇〇グラム。

ＣＤ捜査とは、平成四年七月に施行された「国際的な協力の下に規制薬物に係る不正行為を助長する行為等の防止を図るための麻薬及び向精神薬取締法等の特例等に関する法律」（麻薬特例法）に規定されている捜査手法で、「泳がせ捜査」とも呼ばれている。密輸入されてきた薬物は、本来なら税関で差押えるのだが、麻薬取締官事務所や警察の取締当局の要請により、押収せずに通関させ、取締当局の厳重な監視の下に薬物を追跡し、その不正取引に関与する人物を特定、逮捕する捜査手法だ。その方法には、中味の薬物をそのままにして行う場合と、薬物を抜き取って行う場合とがある。

私は早速、休暇を取らずに出勤していた各課の取締官を集めて、要請に応じ十名の捜査班を編成した。小包の名宛先は京都市右京区で、内偵捜査した結果、四十代半ばの男が居住しており、名宛人とも合致した。しかもその男には、タイへの渡航歴があった。しかし、その時点で渡航中か、帰国しているのかについては不明である。男の住居は二階建ての木造家屋で、向かって左側は男の姉が経営する理髪店、右側が住居の玄関口であった。

五月五日午前八時、前川や私の乗る指揮車両は、理髪店と玄関口を正面に見る位置に駐車した。無論エンジンをかけておくわけにはいかない。窓を閉め切った状態で車内全体に引いたカーテンの隙間から、黒色フィルムを透かして張込みを行った。

一方、他の取締官や税関職員が乗る車両は、建物を取り囲むように配置して、小包が届くのを今か今かと待ち構えた。二時間が経過した午前十時頃、郵便配達人が、玄関口に立って声をかけたが返答はない。配達人は隣の理髪店を訪ね、男の姉に郵便小包を手渡した。状況から男が不在であることが分かったが、そのまま張込みを続行した。

張込み中は、一瞬たりとも気が抜けない。いつどんな動きがあるかも知れないし、仮に動きがなかったとしても、ただ一点に神経を集中して監視を続ける。些細なことも見逃さない。その姿勢が捜査ミスを防ぐ。

その日は快晴で、時間の経過とともに気度が徐々に上がり始め、それに併せて閉め切った車内も、蒸し風呂のようになっていった。上半身半袖のシャツ姿になり、ハンカチで汗を拭うがしきりに流れてくる。車外でハンカチを絞ると、吸った汗が流れ落ちる。

何の動きも見られないまま、時間だけが過ぎていった。我々は、その日の午後四時頃、事態解決の糸口が見出せないことから、理髪店に男の友人を装って電話し、男の在室を確認する捜査方針に切り替え、男と年齢の近い取締官に電話を入れさせた。電話に出た姉からは意外な返事が返ってきた。部屋にいるというのだ。

我々は一斉に理髪店に踏み込み、驚く姉を尻目に住居に雪崩れ込んだ。板の間には、午前中に届けられた小包が無造作に置かれていた。それを目にした私は、未開封ということは自分が受取人ではないと主張する可能性を危惧した。ともかく本人を確保するため二階に駆け上がり、男の部屋に飛び込んだ。そこには男の姿はなかった。階下から、男が便所から出て来たところを確保したとの声が聞こえてきた。私は、階下に駆け降りて男のもとに行き、住居に対する捜索差押令状を呈示した後、男とともに、二階の本人の部屋に上がった。

部屋からは、約一〇グラムのマリファナ、つまり大麻が発見された。男が大麻に関係する人物との確証を得たので、問題の小包を開封して、クレヨン状の大麻樹脂の所持で男を逮捕した。室内の大麻でも逮捕した。いわゆる二重逮捕である。その後男を我々の事務所に連行した。

帰り着いてしばらくした頃、検察第一部門から検察第三部門を統括する前川修の上司がやって来て、我々の捜査の労をねぎらってくれた。

その上司は、我々の張込み近くの派出所内から、こちらの動向をずっと見守っていたということを聞かされ、上司も大変だとつくづく思い知らされた。

ガサ入れ

広島市にある中国地区麻薬取締官事務所に情報官として勤務した時の事件である。広島と言えば、ヤクザ同士の抗争を描いた小説・映画「仁義なき戦い」の舞台として有名だ。官公庁では恒例の「御用始」の翌日に当たり、未だ正月気分が覚めやらぬ平成五年一月五日、我々は、その年初めてのガサをかけた。

事件の端緒は、前年十二月中頃、情報提供者からの「広島市内に居住する暴力団員が、拳銃で武装して覚せい剤を密売している」という情報だった。我々は、早速内偵捜査を行った。密売時間は夕方から真夜中にかけての時間帯だったので、それに合わせて午後五時頃に事務所を出発した。

従来であれば六名程度で捜索する。だが、密売人は拳銃で武装しているのだ。不測の事態を考慮して調査室の取締官四名を加え、十名の態勢で臨んだ。この時ばかりは、私と数名の取締官が拳銃を携帯し、防弾チョッキまで着用した。

当時所持していたのは、コルト三十八口径回転式拳銃であった。私が定年退職する頃は、コルトからイタリア製のベレッタという自動拳銃に移行し始めていた。また防弾チョッキも、現在のように軽くて丈夫なグラスファイバー製ではなく、厚さ数ミリの鉄板が入ったものでとても重かった。更に金的防護用にやはり鉄板入りの褌《ふんどし》のようなものまで着用させられた。着用すると動きが制限され、足を上げようにも思い通りにいかず、動作が緩慢になった。

我々を乗せた三台の公用車はJR広島駅前を通り、密売人の住居に向かった。ふと駅前の人並みに目を向けた。オーバーコートの襟を立てて家路を急ぐサラリーマン、楽しく語らいながら行き過ぎるカップル、笑顔一杯の親子連れの姿があった。冬の夕闇と寒さも相まって、私の気分は落ち込んだ。肩から吊るした拳銃の重みと冷たさが、心を一層冷え冷えとさせた。「こっちは、これから撃たれて死ぬかも知れないというのに……」と気分が荒《すさ》み、何と因果な仕事であるかと痛感した。この時の気持ちは、今でもはっきりと覚えている。

密売人の住居に到着した我々は、客が密売人を訪ね、出て来たところを急襲する手筈通りに周囲を固めた。私と、横浜時代の部下であった取締官と二人で、被疑者の住居と低いブロック塀で仕切られた隣の家の庭から、寒風吹きすさぶなか、玄関口を見張った。

午後七時頃、男性客が密売人の住居へ入るのを確認した私は、周囲の取締官に無線で連絡し、客が出て来るのをじっと待ち続けた。一分ほどで客が出て来た。周囲の取締官は一斉に住居に殺到、驚いた客は玄関口を開け放ったまま逃走した。皆その客に構うことなく住居へ雪崩込んだ。

私は防弾チョッキのせいで、足が思うように上がらない。塀を乗り越えるのに苦労した。そして逃げる客に向かって、「止まらんかい！　逃げると撃つぞ」と威嚇したが、近くでエンジンをかけて待機していた乗用車の助手席に飛び乗って逃げていった。追跡を諦めた私は、遅ればせながら住居に飛び込んだ。住居内では、殺気立った三名の取締官と密売人とが取っ組み合いを始めたところだった。私も出番とばかりに加わり、皆で密売人を組み伏せた。早速身体検査をし、所持しているはずの拳銃を探したが、意外にも凶器らしきものは持っていなかった。

私は密売人に「拳銃は何処にあるんじゃ！」と訊いた。後でほかの取締官から聞いたところによれば、私は鬼のような形相をしていたらしい。その形相に気《け》圧《お》されたのか、密売人は蚊の泣くような声で、「ありません」と一言発するのがやっとだった。

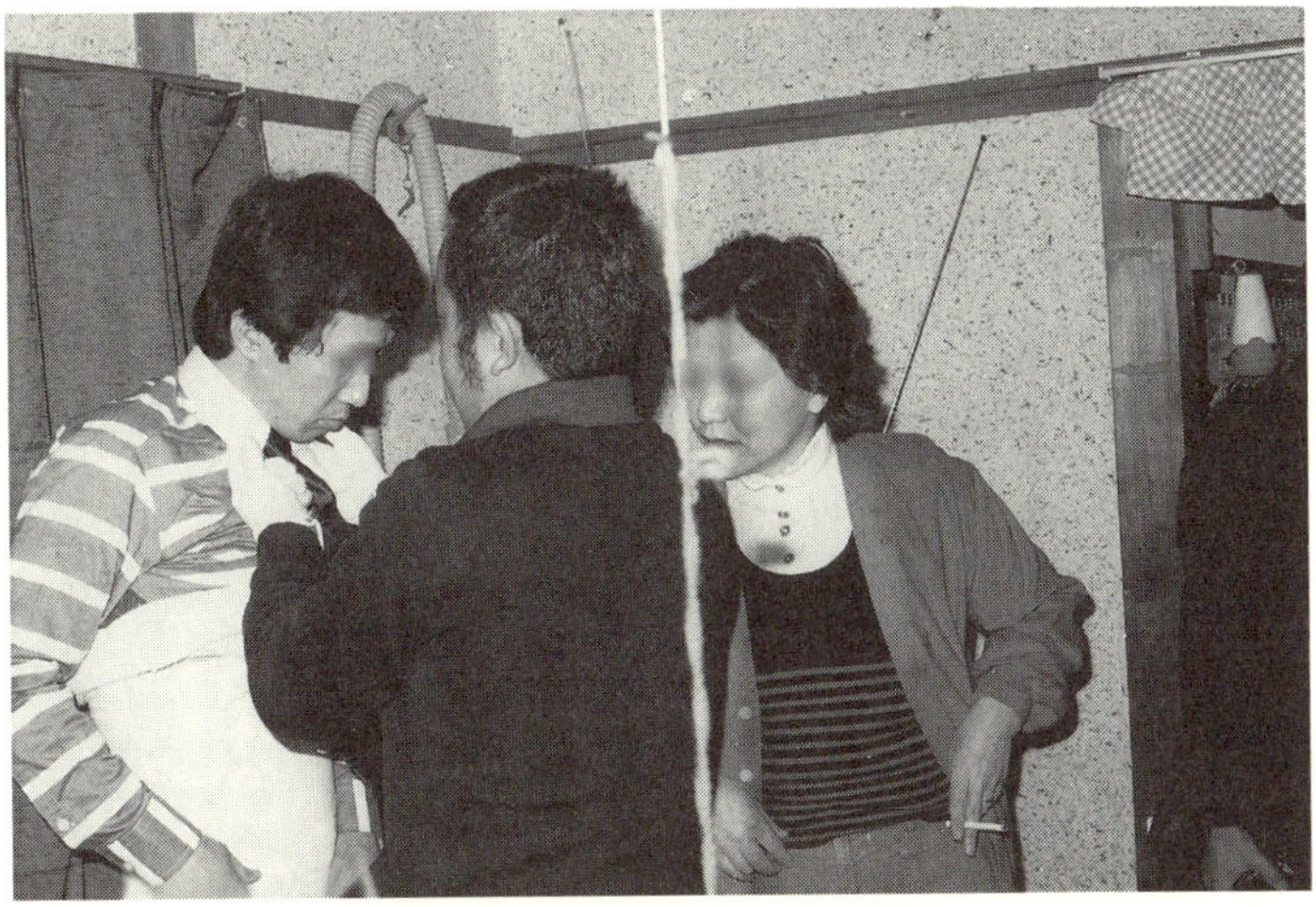

ガサの一場面。覚せい剤取締法違反容疑で被疑者の家を捜索し、被疑者男性の身体検査をする著者。右は被疑者の仲間の女性

拳銃がないことが分かって一安心したが、我々は引き続き慎重にガサを行い、パケと呼ばれる小さなビニール袋に小分けされた覚せい剤十五袋、量にして約五グラムを発見。密売人を、覚せい剤所持で現行犯逮捕した。

ガサに加わった者全員が、「相手は拳銃を所持している」という情報から、非常にナーバスになっていた。ガサでは、時として命にかかわる場面に遭遇する。常に危険と隣り合わせであり、極度の緊張を強いられるものである。

〝切り札〟オトリ捜査

オトリ捜査……それは麻薬取締官だけに認められた捜査手法である。だから我々にとって、捜査の切り札であることは間違いない。

根拠となる法律は、「麻薬及び向精神薬取締法」（以後、麻向法と呼ぶ）である。その第五十八条に明記されており、条文には、「麻薬取締官は、麻薬に関する犯罪の捜査に当たり、厚生労働大臣の許可を受けて、何人《なんぴと》からも麻薬を譲り受けることができる」と規定されている。簡単に言うと、麻薬取締官は厚生労働大臣の許可を受ければ、税金で麻薬を買い取ることができ、買い取り行為を処罰されないのだ。もちろん売り手側は、麻薬の譲渡行為が麻薬売買の証拠となって、逮捕されることになる。

条文にあるように、その対象となる薬物はヘロインやコカインなどの麻向法で規定されている麻薬だけである。オトリ捜査でいつも問題になるのは、犯意を誘発したかどうかである。麻薬を売買する意思がない者に、麻薬取締官がその気にさせて密売を誘発させたとしたら、そのオトリ捜査は違法となる。初めから売り手側に、麻薬を売ろうとする意思がなければならない。これが絶対的条件である。

ただ、この捜査方法については、残念ながらあまり詳しくは書けない。というのも、現在もこの手法は頻繁ではないが実際に取られており、それなりの効果を上げているからだ。詳細を書いてしまうと、いろいろと不都合が生ずるのである。麻薬捜査が情報戦である以上、手の内を明かすことはできないというわけだ。

昭和三十年代のヘロイン横行時代には、オトリ捜査の手法を使って、ヘロインを密輸入して密売する暴力団組織に麻薬取締官が潜入したこともあった。潜入とは身分を隠して捜査対象、即ち暴力団組織に入り込み、逮捕材料の証拠を収集するのだ。その一つの事例が、徳間書店から発行された、飯干晃一著の『やくざ対Gメン』に書かれている。のちに同じ題名で東映が映画化もしている。

だが、日本は法治国家であるため、潜入時に行われる行為が処罰の対象となり得る。その行為とは、捜査対象からの高価な物品の供与であったり、女を抱かされたり、あるいは暴力団員が行う違法な行為を手助けしたりといったことである。加えて潜入捜査自体が大きな危険を伴うため、現在この手法は一切取られていない。映画の世界だけの話である。だがアメリカでは、マフィアなどの犯罪組織に対して、いまだこうした潜入捜査が行われ、アンダーカバーエージェント（潜入捜査官）が活躍していると聞く。

現在では、大物の密売人による大量の薬物密売の情報に接すると、麻薬取締官が買い手を装って相手に近づいて取引を持ちかけ、取引の場を設定する。つまりお膳立てを整え、相手方が薬物を持って来ていることを確認した後、急襲するという具合だ。

平成の時代に入り、不良外国人による路上密売が行われるようになってから、大麻や覚せい剤といった違法薬物が頻繁に売買されるようになった。そのため、ヘロインやコカインといった麻薬だけに限定していては、取締りができないことから、大麻を大量に扱うイラン人に対してオトリ捜査を行って、逮捕したこともある。その事件の公判において、麻向法で規定する麻薬以外の不法薬物に対するオトリ捜査の是非が争われ、平成十五年、最終的に最高裁判所で判断が示され、オトリ捜査は大麻についても合憲との判断が下されたのである。これにより、オトリ捜査の対象薬物は、違法薬物全般に及んだ。

ちなみにこの捜査は、私の現役時代にも一年に一度あるかないかという感じであった。頻度としては決して多くないが、効果のほどはテキメンなのだ。

この捜査でオトリ役となるのは大変な度胸がいる。私の先輩で、師匠のような存在であった田尾辰徳という男は、オトリ役をそつなくこなす捜査官として全国でも三本指に入った。残念ながら、私にはその役をこなすだけの能力がなかったと思う。仮に自分がオトリ役になったとして無事にこなせたかと問われると、正直なところ自信がない。オトリ役になった麻薬取締官は、自分では気づかぬミスを犯していて相手方に身分がバレていないかと疑心暗鬼になる。また、取引現場で相手方に飲まれて、びびってしまわないかといった不安や動揺が膨らみ、精神状態が不安定になりがちである。

そこでオトリ役になった取締官は、ある方法で自分の精神状態を測るという。捜査対象の相手を眼の前にして、煙草を一服するのだ。火をつける時、ライターの火が震えているかどうかで、自分がびびっているのか、それとも落ち着いているのかが分かるというのだ。

自分では落ち着いていると思っていても、火が震えることがある。そんな時はともかく気を落ち着けて一切の邪念を振り払い、その場の状況に集中する。つまり腹を括るのである。

事務所の内部

麻薬取締官事務所というと、どんな場所を想像するだろうか。まあ縁のある人間はそう多くはいない。学校の社会科見学で訪れることもないだろうし、内部を目にする機会など、まず滅多にないであろう。どこの事務所も間取りにそう大きな違いはない。調査室、鑑定官室、所長室、そして宿直室があり、情報官室と第一課と第二課に分かれた捜査官室がある。そして取調室が数室並び、その中には保護室と相談室がある。

私が最も長く所属した近畿地区麻薬取締官事務所は、現在の中央区内久宝寺町、当時は大阪市東区という民家が立ち並ぶ住宅街の一角にあった。我々麻薬取締官の存在を知らない人達から見れば、そこだけ異様な雰囲気を醸し出す二階建ての建物であった。公務員には決して見えない服装、例えばカラフルなシャツにジーンズ姿で、角刈りや長髪の取締官が昼夜を問わず出入りし、時には本物のヤクザも出入りする。また、手錠をはめられた人間が引っ立てられて、事務所内に入っていく姿も見られるのである。

窓という窓には鉄格子が嵌《は》められており、内部からの逃走も、外からの侵入も不可能になっている。真夜中でも蛍光灯が煌々《こうこう》と灯り、室内では多数の取締官が騒々しく活動している。だが、苦情が入ったことはない。地域住民にとってみれば、麻薬取締官事務所の存在が、地域の安全に繋がるとの安心感もあったのだろう。

中に入れば、廊下が一直線に奥に伸び、まず左手には庶務や給与関係を司る「調査室」、いわば我々の捜査活動を後方から支援してくれる部署、そして所長室がある。その左手奥は便所や風呂場、それに炊事場、右手には、二階への階段、その奥が押収した薬物を分析して鑑定する「鑑定官室」、更には「宿直室」といった具合である。

麻薬取締官事務所には、警察署のような留置場がない。だから上部の厚生労働省と警察庁との間で、被疑者の留置に関する取り決めがなされており、例えば私の所属した近畿地区では、大阪府警察本部かその周辺の警察署の留置場を借りていた。東警察署、天王寺警察署、南警察署、東成警察署などの所轄署である。

二階に上がれば、横にスライドする鉄格子が取り付けられており、被疑者を逮捕し連行して来た時は、この格子戸が閉められる。

鉄格子付き密売所

この鉄格子にヒントを得て、密売所に応用した者もいた。

昭和四十八年、大阪市内に勢力を張る広域暴力団直系の組の幹部・栃木隆という男を、覚せい

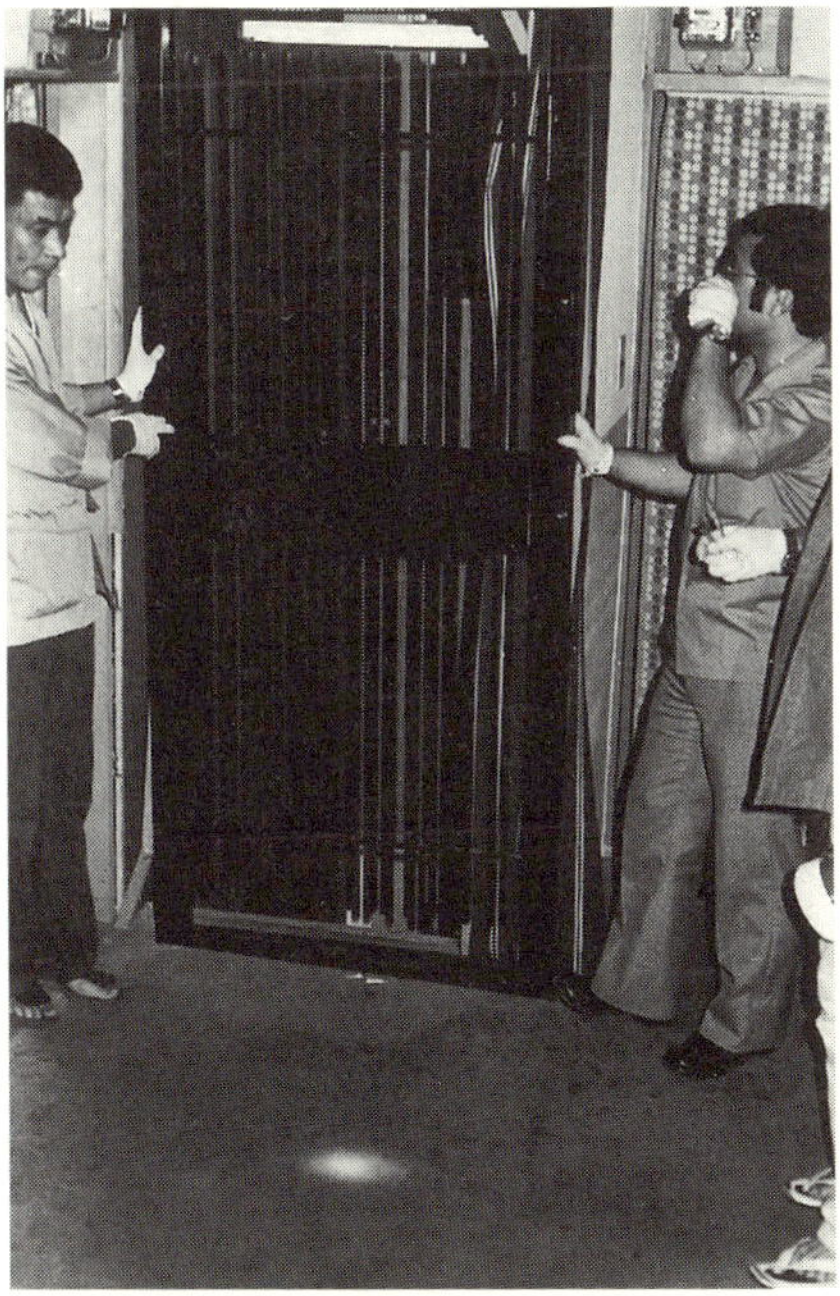

密売所に設置された鉄格子

剤密売で逮捕した。栃木は、毎日、留置場から麻薬事務所まで、取調べのため連行されたが、その時この鉄格子の開閉を目にしてあるアイデアを得ていた。出所後、栃木は大阪市西成区山王の狭い路地奥の二階建てアパートの二階に密売所を新たに立ち上げた。そしてその出入り口には鉄格子が設置されていたのである。鉄格子を取り付ければ、警察官や麻薬取締官に急襲されても、密売用の覚せい剤を悠々と処分でき、逮捕を免れることができると考えたのだ。

実際、麻薬取締官や警察官は、この密売所を手入れしようにも思うようにできなくなった。思わぬ発想の転換が功を奏したわけだ。被疑者を逃さないための鉄格子が、まさか被疑者が逃げるための道具になるとは何とも皮肉なことである。

我々は覚せい剤押収よりも、鉄格子を破壊することが第一であると考え、密売所が設置されてから実に半年後の夕闇迫る頃に急襲した。

一斑は、密売所の出入り口の鉄格子越しから、その日当番をしていた組員の男に令状を呈示して開扉を求めた。もちろん「はい、そうですか」と開扉するわけがない。別の一班が、その間にアパート横の二階の窓に梯子を掛けて突入を図っていた。

それにいち早く気づいた組員は、まさか窓からも捜査員が乗り込んで来るとは想定しておらず相当慌てたのか、密売用の覚せい剤を処分する余裕もなく裏窓から飛び降りた。当時アパート裏には南海電車天下茶屋線が走っており、男は線路に飛び降りたのだ。電車が走っていれば一巻の終わりである。ちなみに天下茶屋線は、天王寺駅と私鉄の南海高野線の天下茶屋駅とを結ぶ路線で、現在では廃線になっている。

その時、私もほかの捜査官と一緒に現場から逃げた組員を捕まえるため、付近を走り回って何時間も捜し続けたが、結局見つけられなかった。しかし組員の身元についてはすでに把握済みであったので、情報網を駆使して潜伏先の把握に努め、翌日には突き止めた。しかし組員の逮捕は見合わせた。というのは、飛び降りた際、その組員は右足を骨折していたからである。

我々は組員の回復を待ち、逃走から一か月後、その潜伏先で密売所での覚せい剤営利所持の事実で逮捕した。男は覚せい剤を売るだけではなく常用者で、逃走中も覚せい剤を注射していたというから驚きである。

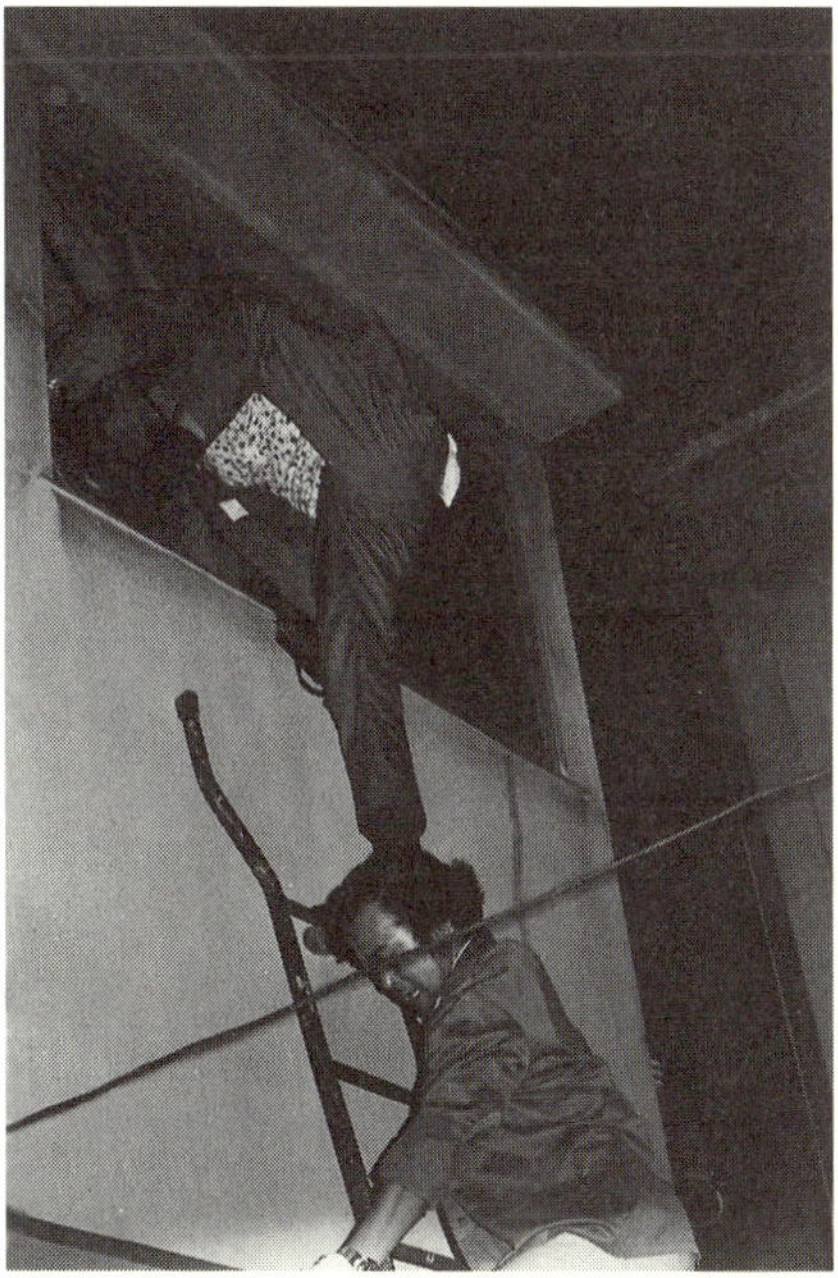

二階の窓に梯子をかけて密売所に乗り込む麻薬Gメン。下が著者

逃走経路について取り調べると、飛び降りた弾みに右足を骨折し、その場から動けなくなったため、線路端にうずくまって我々の捜索が終わるのをただただ待ち続け、その後足を引きずりながらその場を離れて逃げ延びたらしい。

強化ガラスをぶち破る男

さて、二階に上がってすぐ右手は「情報官室」、左手には「捜査第一課」、それに並行して私の所属した「捜査第二課」がある。

情報官室や捜査第一課・捜査第二課には、各々二つずつの「取調室」があり、その間には、「保護室」があった。そこは、薬物中毒者を保護したり、深夜に被疑者を逮捕した場合、仮眠させたりする部屋である。保護室の両壁には、両隣の取調室を覗くことができるように、テレビなどでお馴染みの被疑者を面通しするためのマジックミラーが設置されていた。

階段の近くには、被疑者から尿を採取するための専用便所がある。またその近くに、被疑者の家族などが面会や差し入れに来たりした場合、薬物乱用の相談で訪ねて来た場合のための部屋として、「相談室」が設けられていた。

取調室は、各二、三畳間くらいの狭いスペースで、スチール製の机と椅子が二脚、向かい合って置かれただけの殺風景な部屋である。窓ガラスは鉄線入りの強化ガラスで、そこにブラインドが掛けられている。この取調室で、我々麻薬取締官が、被疑者を取り調べるのである。

この窓ガラスで思いだすエピソードがある。昭和四十七年、当時の大阪市南区（現在は大阪市中央区）内にある南新地の西端にあったビジネスホテルの一室を覚せい剤容疑で捜索し、そこにいた三十代の売人の男を覚せい剤所持事実で逮捕した。

その後男を勾留し、本格的な取調べを行っていたが、開始直後から体の不調を訴えた。この男も売人でありながら、自ら覚せい剤を体に入れていたのだ。逮捕後三日目には覚せい剤が抜け始め、禁断症状を呈してきた。さすがにそんな状態では取調べも続行できないので、仕方なく男を保護室で休ませることにした。しばらくしてその部屋から、ドンッドンッと壁を蹴るような音が聞こえてきたが、最初は誰も気にせずに各々の執務を行っていた。

ところが音は一向に止まない。そのうち我々の一人が、音の異常さに気づき、保護室の扉に設置された覗き穴から内部を覗いてみると、男が、奥の窓ガラスを力一杯蹴っていた。強化ガラスがそう簡単に割れるはずはないと思ったが、驚いて我々に男の異常な行動を大声で伝えた。

そこで私と四、五名の麻薬取締官は、部屋に飛び込んだ。すでに男は、右足の親指をガラスの中に突っ込んでいた。普通のガラスと違って割れても飛散せず、足の親指大の穴の中に親指がすっぽりと入っていた。我々は、男の動きを止めようと体を押さえつけたが、すごい怪力で制止できない。男は穴から親指を引き抜こうと必死だったが、なかなか抜けずにイラついていた。そのうち強引に右足を思い切り後方に引いた。抜けるには抜けた。が、その瞬間、親指からは鮮血が飛び散った。男の体を押さえつけていた我々は、その血を顔や体一面に浴びなければならなかった。それほど派手に血が噴出したのだ。私は一心不乱に男の親指にタオルを強く巻くなどして止血を施し、すぐに病院に搬送した。

しかしこの男、血を流し大怪我をしているにもかかわらず、一向に痛がる様子も見せず、薄ら笑いさえ浮かべているように見えた。これも、覚せい剤中毒の後遺症で、覚せい剤の効果が持続している際の「疼痛緩和」によるものである。

簡素で狭い取調室

取調べ中、被疑者が暴れることが時々あるため、机上には何も置かれていない。暴れる際に周りのものを掴んで、我々に投げつけたりして、ケガをさせられないように日頃は余計なものを一切置かない。アルミ製の灰皿と被疑者用のプラスチック製コップが置かれる程度である。

被疑者を一度に多数逮捕した場合には、六つの取調室でも足りなくなることがあった。そんな時は各人の机で取調べた。被疑者から手錠を外し、手錠の先に付いた腰縄は腰にまわしたまま外さず、腰縄の先端を自分の机の足に括り付けて逃亡を防止したうえで、取調べを行うのである。このような光景は、昭和五十年代から六十年代にかけて、警察署でもよく見かけられたものである。

腰縄は、押送時に被疑者の腰に巻くもので、被疑者が逃亡を試みた際や被疑者が取締官とのちょっとした行き違いなどから暴れ出した際に、利き腕とは逆の手首に巻かれた端の部分を引っ張るなどして、その抵抗を封じ込めるためのものである。取調室に入れれば手錠と一緒に外す。

よく、テレビの刑事ドラマではスタンド型の蛍光灯を被疑者の顔に近づけたり押し当てたりする。そして取調べといえば被疑者のために出前のカツ丼を取る。最近では、まあさすがにコントくらいでしか見かけなくなったが。

まず蛍光灯だが、前述の通り、麻薬取締官事務所の取調室には灰皿とコップ以外に何もない。黙秘したり否認したりしている被疑者の顔に蛍光灯を近づけるという手法は、精神的な圧迫を加えるためであろうが、現実の取調べでは決してそのようなことはしない。それはテレビの世界の話であって、取調べとはこんなものだと視聴者に見せるための一種のパフォーマンスのようなものだ。

次にカツ丼であるが、これも現在ではあり得ない。警察署に勾留された被疑者は朝、取調べのため留置場を出る際に「官弁」という弁当を持たされる。これが昔ながらのアルマイトの弁当箱で、中には白米とお新香、それに僅かなオカズといった実にお粗末な代物だった。

取調官が自分の昼飯に出前を取る際、被疑者にはこれから先長い懲役が待っており美味いものが食べられなくなるため、少しはいい思いをさせてやろうという気持ちから、被疑者の金で食べたいものを出前で取らせたのである。それが、時にはカツ丼になることもあった。

しかし、こうしたことは現在では禁止されている。被疑者に便宜を図る「便宜供与」という行為になり、そのことが発覚すれば、被疑者の供述の信憑性に疑問が持たれるだけでなく、場合によっては供与した側が指弾される。「捜査」と「勾留」を切り離す捜留分離方式が定着した平成十年頃には、全面的に禁止されてしまった。こうした縛りがきつくなる風潮については、必要性を認めつつも、融通の利かない社会になったなというのが正直な感想だ。

私にも昔経験がある。確かに、人間にとってはどんな状況にあっても食べ物が重要なのである。温かいカツ丼が被疑者の心を少しでも和ませるということはあるだろう。また、否認を続ける被疑者であっても、毎日顔をつき合わせていれば、取調べをする側と取調べを受ける側といった意識が薄れ、あまつさえ親近感さえ生まれてきて、それなりに人間同士の関係になるものだ。昼飯時は一時休戦、胸襟《きょうきん》を開いて話ができなくても、テレビ番組や好きな女優など、くだらない話をする。私はこうした時間が実は一番重要なのではないかと思っている。

「調べる側」「調べられる側」、簡素で狭い取調室にはこの対立する二つの図式しかない。だが、この対立にも共通項がある。それは双方ともに感情を持った人間であるという一点においてである。一方は薬物犯罪という罪を犯し、一方は国家権力を行使してその者から事実を引き出そうとする。とにかく罪は罪として罰せられなければならないだけに、因果なものである。

腕が試される取調べ

事犯解明に必要なことは、たくさんあると思う。筋の良い詳細な情報しかり、それに基づいた綿密な内偵捜査しかり、迅速で効果的な強制捜査しかり、峻厳な取調べしかり。

中でも、「取調べ」は、最も重要な要素の一つであると私は考えている。私は、名刑事・平塚八兵衛などの「落としの名人」と言われる人達の書籍を読み漁って研究し、どうしたら自分も名人と同じレベルに行きつけるのかと、若い時から常々考えていた。そして被疑者といえども同じ人間であるという信念を持つようになった。被疑者にも人間としての尊厳がある。尊厳を無視した取調べは、邪道である、と。

そんな私も若い頃は血気盛んでずいぶん無茶をしたように思う。短気な性格が災いして、感情的になったこともあった。だが、取調べでは「熱い心」と「冷たい頭」、この両方が重要だと思っている。なだめたり、すかしたり、相手の感情を揺さぶるためにわざと大声を出したり、ささやくような声で喋ったりする。要は「役者」になるのだ。

私にとって師匠と呼べる人間がいるとすれば、近畿地区麻薬取締官事務所にいた時に上司であった田尾辰徳である。前にも書いたが、オトリ捜査でもそつなくオトリ役をこなす、とにかく肝の据わった男である。身長は並だが、がっちりした体格で、面長で色黒。太い眉の下で鋭い目が光り、極道顔負けのいかつい面構えだ。仕事においてはもちろん、プライベートでも飲みに行ったり、結構悪いことを教えられもした。悪いことといっても法に触れるようなことはやっていない。

麻薬取締官として、先輩として尊敬に値する人間だった。そんな田尾とある日、大喧嘩をしたことがある。あまりよく覚えていないのだが、忘年会か何かの席で、ちょっとしたことから口論になり、そのうち取っ組み合いを始めた。同僚の制止でそれ以上の修羅場にはならなかったが、今考えれば、やはり私も気が短く向こう見ずである。ただ、その喧嘩もその場でおしまい。次の日にはお互い何事もなかったように仕事について話し合った。それだけ田尾は懐の広い人間だった。

取調べにおいてもその人間性が功を奏してか、大抵の被疑者は田尾が何も訊かないうちにすべてを「ゲロ」、即ち白状する。私は、どうしたらそのような人間になれるのか、田尾の行動を常々観察してみたが、ついに分からなかった。天性としか言いようがない。私は、田尾から捜査のイロハを教えてもらった。若い時は私も田尾のような取調べをしようと試行錯誤を繰り返しながら、必死に取調べを行ってきた。

そんなある日、数日前に逮捕した被疑者を取り調べていた。しかし一向に事実を認めず、否認の状態であった。どうしたものかと思案しながら被疑者に向かっていた時、田尾が私に連絡事項を伝えるために取調室に入って来た。

すると被疑者は相好を崩し、「田尾さん」と親しみを込めて声を掛けた。田尾は、「元気か。あんまり手こずらせるな」と返事をし、私に連絡事項を小声で伝えた後、すぐに出て行った。

その後取調べを再開した。するとどうだろう。これまで否認していた被疑者が、一変して供述を翻し、急に事実を認めるではないか。この時私は、田尾の取締官としての経験と器の大きさに敬服すると同時に、自分の経験の浅さを棚に上げて、激しい怒りがこみ上げてきた。自分なりに一生懸命喋らせようと努力しているにもかかわらず、田尾が姿を見せただけで被疑者がコロリと事実を認めたことに対して、言いようのない憤《いきどお》りを感じたのであった。

私は、すぐさま取調室を出て、田尾の机まで行って鼻息荒く抗議した。

「田尾さん、俺は俺なりに一所懸命落とそうとしとるんですよ。なのにあいつは、田尾さんが部屋に入って来ただけで事実を認め始めたんです。俺は自分の手で口を割らせたいんですわ。だから今後は俺の取調べ中に絶対に入って来んでください」

だが田尾は、それに対しては何も答えず、ただ笑みを浮かべて私を見ていた。

私の一方的な怒りに過ぎなかった。田尾は、別に被疑者を落とそうとして入室して来たわけではない。今から考えれば、私は人間の「度量」の点で田尾辰徳という人物に負けていたのだ。

取調べの期間

被疑者が、勾留されて起訴されるまでの取調べ期間は、最大二十日間の勾留期間内と定められている。警察や麻薬取締官が被疑者を逮捕した場合、検察庁へ身柄付きで送致するまで四十八時間、即ち二日間の取調べ期間が認められているので二日間が加わり、二十二日間ということになる。

ところが実際は、逮捕時から本件の逮捕事実などの取調べが完全に終了し、起訴される時点まで、二十二日間では済まないこともある。期間中に入手先を供述してくれればいいが、実際はなかなかそうはいかない。だからどうしても起訴後の裁判待ちの期間に入手先を追及することになる。特に極道の場合には、そうしたケースが多い。すべてを白状すれば、出所後、その世界では誰も相手にしなくなり、場合によっては激しくヤキを入れられることもある。

入手先などを追及すると、更に二か月間くらいは、被疑者の留置を警察署にお願いする。麻薬取締官は、警察署に留置した被疑者を取調べのために三名で迎えに行き、その日の取調べが終われば、また留置場に送り届ける。昭和六十一年頃から捜留分離という新たな留置管理のあり方が検討され始め、結果、麻薬事務所においては四十八時間の留置のみになり、その後の勾留については、それまでは警察署の留置場であったのが、その代用として大阪拘置所にお願いするようになった。拘置所とは、刑が決まるまでの間、未決囚を収容する施設である。

処分は、大きく分けて二つ。「起訴」か「不起訴」である。起訴とは、検事が地方裁判所に対して、被疑者を裁判にかけるという意思表示を、起訴状という文書でもってすることである。そしてその後も裁判待ちのために、身柄が引続き勾留されるのである。

不起訴には、「起訴猶予」「嫌疑不十分」「嫌疑なし」という三つがある。「起訴猶予」とは、起訴を猶予する、即ち今回だけ起訴はしないでおくという処分だ。被疑者には起訴に値するだけの証拠があるが、被疑者の反省の度合いが大きい場合や、事件の重大性が極めて低い場合、あるいは初犯などといった諸々の条件を勘案したうえで、検事が決める処分である。

この処分が決定すれば、被疑者は二十日間の勾留最終日に、勾留先の留置場か拘置所から釈放されるのである。

また「嫌疑不十分」とは、嫌疑が充分に立証されていないことを意味し、結果裁判にかけることができないため、これも勾留最終日に釈放されることになる。

一方、「嫌疑なし」は、読んで字の如くで、被疑者に対しては、起訴するだけの容疑がないので、起訴しないという意味である。この処分が決定すれば、やはり被疑者は直ちに釈放されるのである。

憧れの仕事への紆余曲折

私は、最初から麻薬取締官になろうと考えていたわけではない。また、すんなりとなれたわけでもない。紆余曲折がそれなりにあった。ただ、今にして思えば、いくつかの偶然と幸運、そして何よりも世の中の悪を撲滅する仕事への憧れが大きかった。

高校時代、当時テレビで放映されていた「アンタッチャブル」を観て惹き込まれた。ロバート・スタック主演のアメリカのテレビドラマだ。禁酒時代のマフィアと酒類取締官の格闘を描いたドラマに、私はたちまち夢中になった。主人公エリオット・ネスの活躍と格好良さに痺れたのだ。昼夜を問わず不正と闘う姿に感激し、私もいつかネスのように何ものをも恐れず、命を張って敢然と社会の悪に挑みたいと思った。たとえそれが表舞台の華やかな仕事ではなく、人目につかない仕事であったとしても、男子一生の仕事として不足はないと考えるようになった。

そして私は司法、それも警察の道に進むことを心に決めた。当時は麻薬取締官という仕事があることさえ知らなかった。大学は法学部を志望していたが、父親はいわゆる国家権力に対して反感を持っており、警官が嫌いだったので猛烈な反対に遭った。勤め人時代に、警察の横暴さや癒着などを嫌というほど見てきたらしい。戦中戦後、日本にもそんな時代があったのだ。結局、手に職を持ったほうがいいと言う父親の勧めで薬学部に進み、私の将来の夢は潰えたかに見えた。

薬学部を卒業すると、当時の大阪市衛生局に採用され、東保健所に配属された。主に理美容や映画館等の興行場、公衆浴場における衛生面の指導・改善を行う業務に就いた。もちろん逮捕権などないので、改善に応じない業者に対して、指導することしかできない衛生行政に歯痒さを感じ、次第に失望感を深めるようになった。

ある日、立入検査をした施設の責任者から、近辺の同業施設の衛生面が劣悪なので検査してみろというアドバイスを受け、早速立入検査を実施した。実際、劣悪な衛生環境だったので改善指導をした。意気揚々と仕事場に戻ると、所長から「勝手に対象施設以外の立入検査をするな」とこっぴどく叱られた。後で知ったことだが、その施設は、理美容師組合の組合長が経営する施設だった。それと知らずに〝アンタッチャブル〟な施設を検査したわけだ。所長が怒るわけである。

世の中の理不尽さと汚さに辟易《へきえき》とし、仕事への意欲は日増しに削がれ、結局、一年後に退職した。ケツを割ったのだ。直属の上司からは、「二度と公務員にはさせんぞ」とはなむけの言葉を贈られた。裏返せば、それだけ私に対する期待が大きかったのだろう。今では保健所に迷惑をかけてしまったことに対して申しわけないと思っている。正義感を振りかざし、シロかクロかでしか物事が見られない、若気の至りだ。

しかし、こうした経緯がなければ、私は麻薬取締官になることはなかった。その後は、食堂や靴屋などでアルバイトをしたが、どれも長続きせず、無為徒食の生活を送っていた。

しかし、〝人生の転機〟は思わぬところからやって来た。昭和四十七年七月初旬だった。たまたま遊びに行った母校の大学で、その年の三月まで麻薬取締官の募集があったことを聞いた私は、応募期間が過ぎていたにもかかわらず、その話に飛びついた。詳しい仕事内容は知らなかったが、警察と同じように逮捕権を持ち、社会の悪に立ち向かう仕事だというくらいは分かった。一度諦めた夢を実現できるかもしれない……心が躍った。

駄目で元々、当って砕けろと、近畿地区麻薬取締官事務所を訪ねた。長年の夢である犯罪捜査をどうしてもやりたいと強く訴えた。面接官の「なぜそれほど犯罪捜査がしたいのか」という問いに「とにかく悪い奴等に手錠をかけたいんです」と答えたように記憶している。思慮深い答えではないにしろ、情熱だけは伝わったようだ。結果、意外にも即採用。採用の知らせを受けた瞬間、回り道をしたぶん感激も一入《ひとしお》だった。晴れて麻薬取締官という道に足を踏み入れた。

ただ、最後に最大の壁が存在していた。父親である。ようやく掴み取った夢を、たとえ父親といえども潰されたくはなかったので、内緒にした。伯父を説得して必要書類などの手続きを進め、麻薬取締官人生をスタートしたのである。ところが一か月ほど経ったある日、私の生活態度に何かを感じ取ったのか、父親が最近の仕事の状況を訊いてきた。いつまでも黙っているわけにはいかないだろうと、本当のことを話した。大きな雷が落ちた。「俺に黙って、よりによって俺が一番嫌っている警察関係の仕事に就くとは！」と。しかし、父親も諦めたのか、その後、この件については一言も口にしなくなった。そんな父親も、平成十二年に大腸ガンでこの世を去っている。

麻薬取締官になると決まった時、私は、もう後戻りはできない、と腹を括った。仕事を一度辞めてしまっている。とにかくどんなにつらいことがあっても決して辞めない、歯を食い縛って頑張ろうと心に刻んだ。早く仕事を憶え、一流の取締官になるべく努力を重ねようと決意したのを、つい昨日のことのように憶えている。

結局、一流の取締官にはなり切れなかった。身長一六〇センチという小柄な体で、無骨を絵に描いたような男だ。ただ生来、負けん気だけは人一倍強かった。早く仕事を覚えようと人の何倍も努力した。どんな困難にぶち当たっても弱音を吐かず、人より積極的に仕事に取り組む姿勢を貫き通してきた。

今では、麻薬取締官が私にとって天職であったと思えるし、自分のやりたい仕事に就いている人間が一割にも満たないと言われる現代社会で、ある意味、恵まれた人生を送ってこられたと思っている。

麻薬取締官になるには?

特殊な仕事であることから、私はよく人からこういう質問を受ける。

厚生労働省地方厚生局麻薬取締部「麻薬取締官」ウェブサイトの採用情報にはこうある。

〈1〉国家公務員試験Ⅱ種試験(行政)又は同試験(電気・電子・情報)の一次試験合格者(ただし、Ⅱ種試験最終合格を採用の条件とします)。

〈2〉薬剤師、薬剤師国家試験合格者又は薬剤師国家試験合格見込みの者で、二十九歳以下であること(ただし、薬剤師国家試験合格見込みの者については、同試験の合格を採用の条件とします)。

〈1〉か〈2〉のいずれかの条件に該当すれば受験資格がある。私の場合は、たまたま薬学部を卒業しており薬剤師国家試験合格者に該当していたので、〈2〉の条件を満たしていた。今はインターネットで、こうして必要な情報が簡単に得られるが、私が就職した頃は自分で直接問い合わせをするか、私のように大学の就職課などで、採用情報をもらうくらいしか手段がなかった。

採用試験にペーパーテストなどはなく、ただ面接があるだけだ。もちろん、これまでの履歴書と面接の結果を見て厳正な話し合いの結果採用を決める。実は私もこの面接官をやったことがある。

五十人くらい受けて、採用されるのは一人か二人というところだ。私の場合はとにかく必死に熱意を訴え、運良くこの職業に就くことができた。しかし、現実にはかなり狭き門である。なにしろ組織自体が小さいので大人数を採用できないのである。採用の時期も決まってはいない。定年退職者や離職者が出た場合に人員補填のため採用試験をする。

勤務時間や給与、休日、有給休暇など待遇面については、いわゆる国家公務員Ⅱ種とほとんど違わない。そのうえ、公務員となれば親方日の丸で安定感は抜群である。だが、そんな甘い考えで務まる仕事ではない。それは私の経験から確信を持って言える。

事件は我々の都合に合わせてはくれない。それは偶発的であり、状況も事態も千変万化する。それに対応して柔軟に動くことが必要になる。夜間の張込みや、早朝のガサなど、イレギュラーな仕事がどんどん入る。無論、土曜も日曜もない、という時期もある。むしろ、イレギュラーが当たり前なのである。事務所に泊り込みが続いたからといって、私の知る限り文句を言う者は誰もいなかった。雨が降って、空に向かって文句を言うのと同じことだからだ。もちろん、人間だから愚痴の一つや二つは出る。でも、そんな時は酒でも飲んで発散すればいい。私の場合はそうしていた。

ともかく、その予測不能の動きに対する順応性、いわゆる反射神経が必要とされる仕事である。事件はある種、生き物だ。そこにはさまざまな人間の思惑が絡み、渦巻いている。それも、相手は麻薬に関わる一筋縄ではいかない者たちばかりである。当たり前のことなのだが、最近の若者には自分を仕事に合わせるということが理解できないようである。

人を見抜く目

不景気の折、麻薬取締官を志望する者の中にも、安定を望んで採用試験を受ける者もいる。この先行き不透明な時代に安定を望む気持ちも分からないではない。「うちのどら息子も、あんたのとこ入れんやろか」などという知人からの軽口とも本音ともつかない言葉を何度かけられただろう。

安定を求めるなら、ほかに適した仕事はたくさんある。わざわざ苦労をしに麻薬取締官になることはないと思う。社会正義実現のため、悪を滅ぼすためという理想に必ずしも燃える必要はないが、最低限のモチベーションもないのならば、単なる給料泥棒である。

私は、初対面の人間でもその人間が信用に値する人間なのかどうかが分かる。特に嘘には敏感である。長年の取調べ、そしてガサでは、さんざんこの嘘を並べ立てられてきた。いくら取り繕っていても、整合性のある理論を喋っても、嘘は簡単に見抜ける。その表情や声、喋り方、話の間の取り方など判断材料は実はいくらでもある。要は、じっと耳を澄まし、目を向けて観察することだ。

これは、どんな時でも自分が主人公と思っている人間、自己主張の強い人間にはなかなかできない。最近、ようやく書店などでも「会話の極意は人の話を聞く」とか、「話し上手は聞き上手」という内容の本が並んでいる。すっと自分の視点を後方に引いて、全体を客観的に眺めることだ。すると自分の視野に捉われて見えていなかったことがくっきりと見えてくることがある。それが習慣化すれば、本人が意識しなくても物事の本来の姿が見えるようになる。それを「勘」というのではないだろうか。

面接官を何度かやったと言った。そこでも薬物捜査で養った勘がものを言った。少し大げさに言えば、部屋に入った瞬間に、その受験者が取締官として使える人間かどうかの見極めはある程度つく。

ところが最近は、就職活動に備えて面接でどのような態度を取り、何を喋るかを練習して来るものらしい。どうしても採用されたいという情熱は分かる。だが、自分を大きく見せて採用されたとしても、後で本人が苦労するだけだ。もっとも、いくら美辞麗句を重ねようが、立て板に水で自己アピールをしようが、目を見ればある程度その人間が分かる。

質問は、私自身もやるにはやるが、他の担当官が質問している間、ただじっと彼・彼女の表情、動作などを観察する。まあ、今になって考えれば、それでなくても面接官に囲まれて緊張している受験者に、私の存在は不気味に映ったに違いない。だが、その程度のプレッシャーで失敗するようなら、麻薬取締官の適性がなかったということで諦めてもらうほかない。ガサ入れや、オトリ捜査において、極道や麻薬中毒者を前にして平常心を保つことはもちろん、失敗など許されないからだ。我々はチームで動く。誰かの失敗が全体の致命傷になりかねないのである。

麻薬取締官の資質とは

資質というものがあるとすれば、まず、困難な状況下でも瞬時に判断して問題解決に導く頭の回転の速さ、理不尽な相手にも毅然とした態度で臨む姿勢である。更に言えば相手を包み込んでしまうような懐の深い人間性、人を自然と魅了する風貌。こうした資質が、情報収集や取調べなどで、本人の意志に関係なく大きな力を発揮する。これは教え込むことはできないし、本人の努力でもカバーしきれない。捜査官としての先天的な資質である。

そのうえに、「運・根・勘」といったものが要求されると考える。その、どれか一つが欠けてもうまくいかないものだ。

「運」とは、良運を意味する。

逮捕状で逮捕する場合は別にして、いかに多くの薬物を押収して逮捕できるかの運である。現場では薬物を所持しているであろうという一点を押さえて逮捕する。その瞬間を捉えること自体、非常に難しい。だからこそ麻薬取締官は、情報提供者を駆使して情報を得、粘り強い張込みを行う。すべては最高の場面で捕らえるためだ。

我々に運があれば、被疑者をより多くの薬物所持で逮捕できるし、被疑者のほうに運があれば、捜索当日たまたま薬物を所持しておらず、逮捕できないということにもなる。我々の日頃の熱心な捜査努力だけでは、どうにもならない部分がある。つまり運が大きく影響してくるのである。

「根」とは、根性、即ち努力を意味する。

例えば取調べにおいて、被疑者が完全供述するまで粘り強く取り調べることができるかどうか。また張込みにおいては、一見無駄に見えることも、どこまで粘り強くやれるかという、ある種「気迫」の問題である。

「勘」とは、最良の瞬間を適切に判断する能力を意味する。

張込みを行った際、周りの状況や被疑者の行動などをいち早く勘案して、すぐに捜索をするのが妥当かどうかを判断する能力だ。最高の結果を出すための、捜索着手のタイミングの判断である。

麻薬取締官の中にも、こんな能力を併せ持ったスーパーマン的な人物はそうざらにはいないが、いるにはいるのだ。だからこそ、そこに近づくために日々研鑽する。同じ人間である、努力によって資質の差は埋めることができると考える。

私は前述した通り、生まれつきの負けず嫌いで、人一倍努力するタイプであった。「根」は誰にも引けをとらない自負があった。我がことながら、一度噛み付いたら離れない闘犬のように粘りと負けん気は十分に備えていたと思う。

私は、取締官としての先天的な能力には欠けていたと思うが、その欠落を補うため、人一倍努力するしかなかったのだ。

徒弟制度と研修制度と

私が駆け出しだった時代には、先輩が仕事を直接教えてくれることなど一切なかった。だからこそ先輩の一挙手一投足を注意深く観察して、吸収することに努めた。吸収したものを自分の中で取捨選択し、捜査技術を向上させる糧にする。それが現場主義の根幹をなしていたのだ。併せて当時は、一人前の取締官になるために必要な法律知識を習得させる研修制度があった。この組み合わせが両輪のように働き、現場が回っていたと今でも考えている。

最近の研修制度は昔以上に充実し、法律を熟知した取締官が多くなったようだ。それはそれでよい。しかし法律論ばかりを振り回して、現場を知らない取締官がいるのも事実である。昔のようなある種の徒弟制度が崩壊した今、精神面に対する教育にもう少し重点が置かれてしかるべきだと私は考える。

最近は、誰が見ても優秀だと評価できる取締官が少なくなったと思う。これも世の中の流れ、現在の研修制度を批判するわけでない。それはどの業界でも同じだろう。社会全体がサラリーマン化したことが一因ではないだろうか。また、団塊の世代の一斉退職による技術の伝承の断絶も関係していると思う。私もこの団塊の世代の一人として、忸怩《じくじ》たる思いとともに伝承を十分にできたのかと自問自答する。

私は、機会あるたびに闘志満々の若い取締官を伴い、取調べはこうあるべきだという自論を口で諭すのではなく姿で見せ、その気迫と技術を学び取って欲しいという思いを持って、取調べに臨んできた。課長や課長補佐時代には、若い取締官に「徹底的した取調べを行え」とよく指示したものだ。

ところが、中には意気込みだけが先走り、どんな手段を使っても喋らせようとする者もいた。被疑者が逮捕事実を認めない、見え透いた嘘を並び立てることに腹を立て、相手を小馬鹿にしたような台詞を吐くなど、絶対にすべきでないことをしてしまうのだ。挙句の果てに、被疑者の尊厳を無視した言動を取り、被疑者を怒らせて事犯の解明どころではなくなってしまうケースもあった。

被疑者が一言も口をきかなくなり、担当官を変えなければ一切喋らないと訴えているという報告を受けたことも一度や二度ではない。そんな場合は担当の取締官を変えるか、私が被疑者のもとに赴き、取調べを行って逮捕時の供述状態にまで戻すこともあった。それだけで二、三日を要することになる。実に時間のロスである。

厳しく当たるだけが能ではない。相手も感情のある人間なのだ。しかも、追い詰められて、最後の抵抗を試みているのだ。何も焦ることなくじっくりと取り組めばよい。たとえ被疑者が逮捕事実を否認し通しても、公判に持ち込めないということは決してないからだ。最後は彼等が長い懲役を打たれるだけの話である。そのことを一番よく知っているのは、実は彼等自身である。だからこそ我々を恐れて抵抗を示すのである。

また取調べに行った部下が、夕方までの許された時間を十分に使い切らずに戻って来ることがよくあった。理由を訊くと、「何も喋らないし、こちらも追及するネタがない」と言いわけをする。取調べにおいては、私も被疑者の黙秘に遭うケースをそれこそ数え切れないくらいに経験した。被疑者に喋る意思がなくても、また追及するネタがなくても、どんな場合にも話すべきことはいくらでもある。世間話や趣味など、事件とは関係ない話題に振って、時には家族のことなども話し、被疑者の心をほぐすことに何日も費やすことがあった。

一見無駄なことに見えるかもしれないが、被疑者との関係性を深めることになり、将来、情報収集や取調べ技術に生かされることにもなる。なんだか愚痴っぽくなってしまった。年を取るに従って口うるさくなるようだ。

逮捕時に潜む危険

警察官にしろ、麻薬取締官にしろ、国家権力を背景にしているから、逮捕なんて簡単だろうと誤解されがちだ。実際は、傍から見ているほど簡単なものではない。

被疑者の逮捕に臨む時、我々は、常に被疑者の人権に配慮しつつ、被疑者の一挙手一投足に全神経を集中し、その言動に注意を払っている。中には、予想もつかない突飛な行動を起こす者がいる。それまで従順だった被疑者が突然怒りだして、大声で罵声を浴びせたり暴れ出したりする。瞬間的に我々の活動を遮り、隙をついて逃走を図ろうとする輩もいるのである。

逮捕の瞬間は何が起こるか分からない、いや、何が起こっても不思議ではない。

例えばこんなケースがある。平成十一年十月一日から翌年の三月三十一日まで、私が近畿厚生局麻薬取締部の捜査第二課長をしていた時の話である。

広域暴力団直系のある有名な組の幹部を密売目的の覚せい剤所持容疑で逮捕した。押収した証拠品やその幹部の供述から、密売に関与している一人の若衆の存在が浮かび上がってきた。身長一七〇センチ強で痩せ型、髪はパンチパーマで、空手の有段者という二十七歳の男であった。

押収した組の当番表から、二月のある日、逮捕した幹部が当番に当たっていたので、もしかしたらその男が、その幹部の代わりに組の当番に出るのではないかと考え、その日の午前十時頃、他の課の取締官二十名の応援を得て組事務所を急襲したが、若衆は出て来ていなかった。

そこで、関係証拠品の精査から判明していた、取締部近くの覚せい剤中毒者の溜まり場になっているマンションに出入りしているかもしれないと思った私は、他の取締官を帰らせて、二課の男女二名の新人取締官を連れてそこに赴き、マンション前に駐車した公用車内から張り込んだ。

「まぁ、いないとは思うが、万が一ということもある。張り込んでみるだけ張り込んでみるか」という、正直軽い気持ちであった。その場の三人以外、課長補佐を含む他の三名の取締官は、その頃、出張中であったため、やや心細いメンバーにならざるを得なかったのだ。

張り込んで二時間ほどが経過した昼過ぎ、パンチパーマの男がマンションから出て来た。一瞬目を疑ったが、間違いなく捜していた男であった。

私は歩道で男を呼び止め、「山本信二だな」と声をかけた。しかし、男はとぼけて「はあ？人違いやろ。ワシの名は上田一郎や」と言って立ち去ろうとした。強引に引き止め、すぐ傍の塀際に左手で押し付け、右手で取り出した逮捕状を男に突き付けて逮捕した。

手錠をかけようとすると、「手錠はかけんといてくれ」と請われ、私はそれを受け入れてやり、男と一緒に目の前の公用車に向かった。二人で歩道と車道との間の柵を乗り越え、車内に押し込もうとした。

すると男は、突然私を振り切って、車と柵の間を走って逃走を図ったのである。その時新人二人は、私の後ろにおり、車と柵の前後を塞いで逃走を阻止する態勢を取っていなかった。これは、逮捕して車へ送り込む際の基本なのだが、新人ゆえに思いが到らなかったのだ。

我々の連携の悪さを瞬間的に見てとった男は、手薄になった助手席側方向へ逃げれば、ひょっとすると逃げ切ることができると踏んだのである。

私は咄嗟に、新人取締官二人に向かって、「歩道に押し倒せ」と指示し、我々三人は、男を歩道上に引きずり倒した。そこからは四つ巴の状態である。

その時私は、男の下になって身動きが取れず、辛うじて両手だけが動かせた。このままでは埒《らち》があかない。とりあえず男の左手に手錠をかけようと手錠の片方を近づけた。しかし男は、私の手を振り払った。衝撃で、手錠は私の手を離れて弧を描きながら車道中央に飛んでいった。通りかかったトラックや乗用車に何度となく轢《ひ》かれてペチャンコになっていくのを横目で見ていた。

通行人に、一一〇番するように依頼したが、我々が喧嘩でもしていると映ったらしく、誰もが一瞥《いちべつ》して通り過ぎるだけだ。仕方がないので警察手帳（正確には麻薬取締官手帳。形態と効力はほぼ同じ）を見せ、大声で通報を依頼した。ようやく通行人の一人が通報し、間もなく一人の警察官が、現場に駆けつけて来た。聞くところによると、近くで交通整理をしていた時に、通信司令室から通報があり、駆けつけて来たとのことであった。地獄に仏である。

　警察官に上から男の身体を押えてもらい、路上に転がっていた手錠を拾ったが、使い物にならない。仕方なく新人取締官が持っていた手錠を、男の手にかけたのである。

　そのうちパトカーが数台駆けつけ、現場は一時騒然となった。一台のパトカーが私とその逮捕した男を、サイレンを鳴らしながら麻薬取締部まで送り届けてくれた。

　男も我々も、手や膝にかすり傷を負ったが、その程度で済んで運が良かったのだ。男が、有段者という空手を使って抵抗していれば、その程度では済まなかったし、またナイフなどの凶器を所持していれば、我々のうちの誰かが傷ついていただろう。

　一般的に覚せい剤の被疑者は、大麻の被疑者より凶暴だ。覚せい剤は、中枢神経を異常に興奮させ、対照的に大麻は沈静させる。覚せい剤に溺れた被疑者は、いったん抵抗し始めると、なり振り構わずトコトンやる傾向にあるから始末が悪い。ほかにも逮捕時のエピソードなら山ほどある。

捜査のなかで刻み込まれた記憶

　社会に害悪を与える覚せい剤をはじめとした薬物密売、そして乱用の裏側では、家庭崩壊や人格破壊など多くの問題が起き、それに苦しむ人々がいる。

また反面、精神的苦痛からの逃避や快楽のために、薬物の世界に足を踏み入れた中毒者たちは、自己の陥った悲惨な現状を認識し葛藤を続ける。しかし己の力だけで中毒症状を克服し、その世界から足を洗うことは容易ではない。完全に断つには、人並みはずれた強い精神力が必要であるが、それをすべての薬物中毒者に求めることは無理である。

「なに、一回くらい使ってもどうってことはない。いつでも止められるさ」

こんな連中が、どんどん薬物に嵌っていき、そのうち、どう足掻いても抜け出せなくなって自己破壊への道を突き進む。最終的に死期を早めるか、良くても覚せい剤性精神病になってしまう。待っているのは悲惨な末路だ。

たとえどんな甘い誘惑があっても、断固拒絶し、誘いに乗らないことが肝心である。簡単そうで、これがなかなか難しい。とにかく、いかなる理由があろうとも薬物には手を出さないこと、私に言えるのはそれだけだ。

我々麻薬取締官は、麻薬がもたらすさまざまな悲劇から一般市民を守ることが重要な責務だ。しかし私自身、冒頭に書いたように四十年近い経験の中でどれほど悲惨な状況を目にしてきたか分からない。

それは薬物中毒者に限らないのだ。ガサに入った時、罪のない子供たちの不安に慄《おのの》く顔を見て、どれだけ心を抉《えぐ》られただろうか。逮捕した夫を追いかけて、必死で縋《すが》り付く妻の涙がどれだけ流されただろうか。我が子の犯した罪に、我々麻薬取締官に対して頭を垂れて陳謝する親たちの沈鬱な表情を何度目にしてきただろうか。

恐怖、悲しみ、動揺、絶望……。四十年近い経験の中で、私の心の奥深くには、麻薬によって人生を狂わされてきた人間たち、いやそれより多くの周囲の人々の苦悶に喘ぐ顔が刻み込まれている。

「うちの息子を逮捕して下さい！」。電話を通した悲痛な母親の叫びが麻薬取締官事務所にもたらされる。母親は子供を守ろうとするものだが、このように、逮捕されることが息子を麻薬から守る唯一の方法であると気づく親は少ない。

それが夫婦間だとさらに少なくなる。勇気をもって、あるいは毎日繰り返される暴力に耐え切れずに通報してくる妻。「お前、俺を売ったのか！」。逮捕に際して、妻を鬼のような形相で責め立てる夫、その目は裏切られたという怒りと悔しさでいっぱいに見開かれている。それが二度目、三度目の逮捕であったとしてもである。麻薬の常習性の恐ろしさを垣間見ると同時に、薬物中毒者の出所後のケアの手薄さを感じてもいる。

繰り返すが、苦しむのは麻薬に手を出す当事者だけではない。人間は人間社会という繋がりの中で何らかの関係性を持って生きている。親子、夫婦、兄弟、友人、知人。麻薬は当事者から人間性を奪い、その関係性を粉々にぶち壊してしまう。

そんな麻薬を、私は絶対に許さない。いや、許せないのだ。

第2章　覚せい剤密売組織を壊滅せよ

《昭和54年2月20日～55年3月19日》

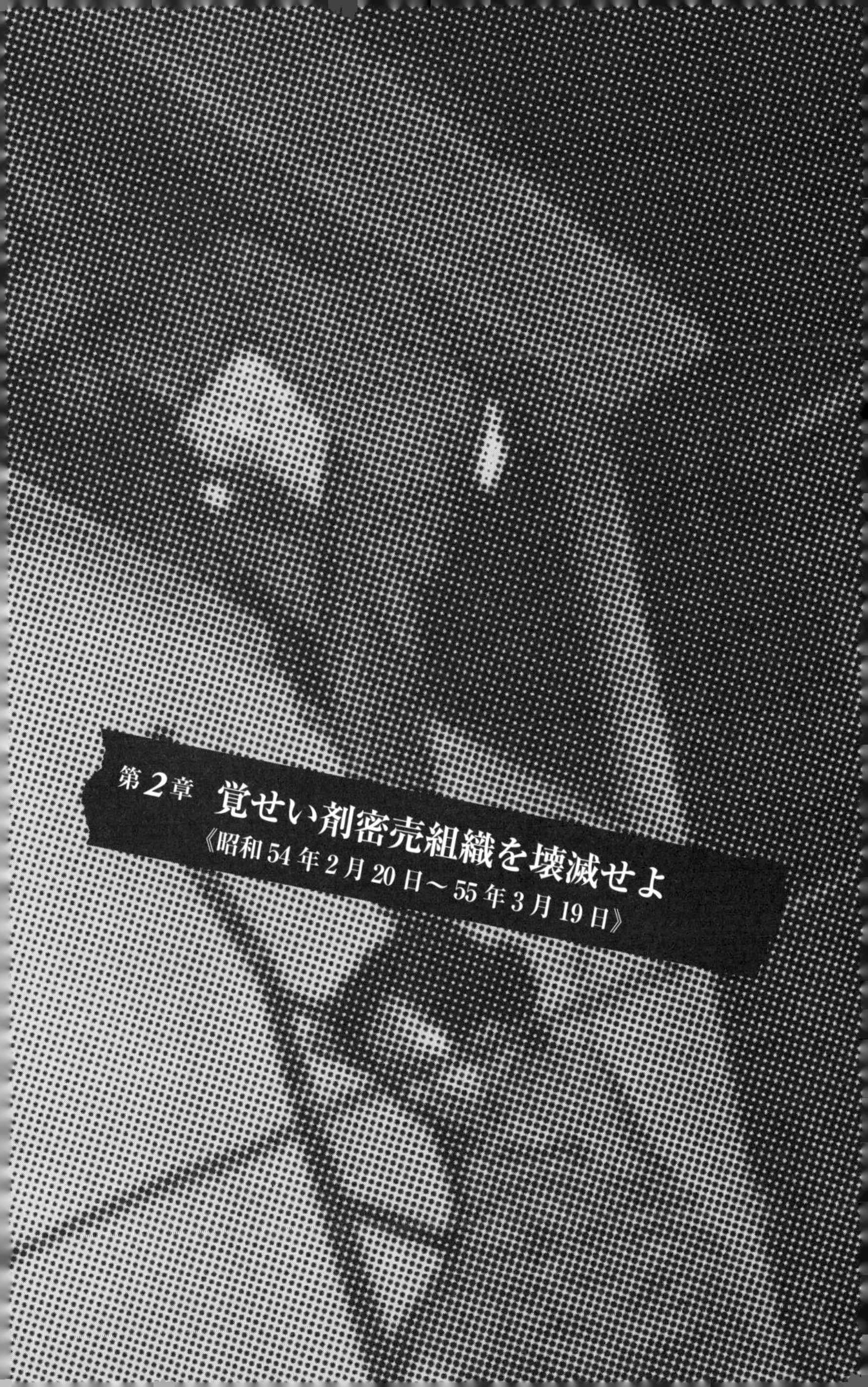

一本の「タレこみ電話」から始まった

「はい、高濱だが」

電話口に声を吹き込むと、

「川島やけど、ちょっと面白い話があるんですわ。会えませんか」

聞き慣れた声が簡潔に要点を告げた。

この一本の電話がその後、大がかりな覚せい剤密売組織の壊滅に結びつこうとは、誰が想像しただろう。電話を受けた私を含めて。

昭和五十四年二月二十日の、まだ肌寒い午後のことである。近畿地区麻薬取締官事務所・捜査第二課の私のもとに、エス（情報提供者）と呼ばれる男から、電話が入ったのだ。

「今、どこにおる」

私は川島に訊き、これからそこに向かうと伝えて電話を切った。そして同僚の内藤敏也に電話の内容を伝え、早速、待ち合わせ場所に出かけて行ったのである。

内藤は、東海北陸地区麻薬事務所から三年程前にこの近畿地区に転勤して来た。背が高くすらりとして、都会的な雰囲気を持った容姿端麗な男だ。当時三十二歳の私より二つ下で、頭の回転が早く弁も立つ。加えて少林寺拳法三段の腕前で、私とはいろんな面で正反対のタイプだった。

私も一応、事務所が逮捕術として推奨する少林寺拳法の有段者である。少林寺拳法以外にも柔道や空手など、独自に武道をやる取締官もいる。捜査現場では何が起こるか分からない。多くの取締官はいざという時の備えのため、護身術として格闘技を習得する。

我々は車で待ち合わせの場所に行き、川島を拾って人目につかない近くの裏通りに車を停めた。

「何や？　面白い話って」

私は水を向けた。川島は少し上目遣いで質問してきた。

「南区の御蔵跡町という場所、知ってますか」

聞いたことのない地名だった。川島によれば、日本有数の電気街として有名な日本橋の東側に位置し、昔から履物の町として地元では知られているエリアらしい。

「その一角に河鹿荘っちゅう古い木造のアパートがありますねん。階段を上がった正面の二階の部屋で、森っちゅう男がシャブを密売していますわ」

私はすかさず訊ねた。

「その男は、どんなヤツや」

「素人っぽい感じの優男で、歳は三十前くらいやろな。がたいも普通やし、その世界にいるような男にはとても見えませんわ」

「どんなシャブが売られとるんか」

川島はギョロッとした目をこちらに向け、本人は意識していないが、時々岡山弁を混じえて、少し興奮気味に続けた。

「ワシが見る限り、ゼロイチのパケが一万円で売られとるようです」

「ゼロイチ」とは、〇・一グラムを意味する。その量の覚せい剤が入った、小さな二センチ強四方のビニール袋を中毒者や関係者の間では、「ゼロイチのパケ」と呼んでいる。

当時の末端価格が一万円なら、約三十年経った現在では相当な値段だと思うかも知れない。しかし、覚せい剤は時代や貨幣価値が変わっても、価格にはほとんど変化が見られないのだ。つまり、当時も今も値段はほぼ同じである。物価の変動に多少の影響を受けるが、全体的に供給が安定しているため、大きな値上げがない。平成十年頃、原因は不明だが全国的に一時品薄状態になったことがある。その時は、末端価格が数倍に跳ね上がった。しかしそれも一年と続かず小康状態になり、従来の価格に戻った。

覚せい剤使用者は、この〇・一グラムを小分けし、一回に約〇・〇三グラムから〇・〇五グラムを使用する。分かりやすく言えば耳かき二、三杯分に相当する。これはあくまでも平均的な使用量で、使用者の間では「一発分」と呼ばれていた。

中毒が進行すればその量では効き目を得られなくなり、一回に使う量は増えていく。私の知る限りでは、〇・一グラムの覚せい剤を、たった一回で使い切る者もいた。それを一日数回使用するのだ。また、急性中毒で死亡するケースもあった。ある女性被疑者を二十二日間勾留した後、事件に関して、我々麻薬取締官と担当検事との間で揉めたことがある。検事は被疑者を一方的に釈放した。彼女は、すぐに覚せい剤密売所に走り、早速入手した覚せい剤を注射して急性中毒に陥り、死亡した。地元警察署からの連絡で彼女の死を知った。司法解剖により、日頃の使用量よりも誤って多めに使用したこと、相当期間覚せい剤を使用していなかったことが判明。その後、担当検事にその旨を報告し、釈放が彼女の死期を早めたことを伝えた。お互いが後味の悪い思いをしたことを今でも強烈に憶えている。

続きを訊いた。

「営業時間は？」

「昼間から夜中にかけてやっとるそうです。森が一日中部屋に座って、客が来るのをじいっと待っとります。部屋は六畳間くらいの広さで、中央に座卓がポツンと置かれて、ほかに家具らしいものはありません。森はそこには住んでないんやろうと思います」

「分かった。調べてみる。また何かあったら連絡をくれ」

具体的かつ詳細な情報を得ることができた。話を聞きながら、これはたいしてややこしい事件ではないと楽観していた。森という男はひもツキだろうが、そう大きな組織と関わりはないだろう。加えて、このような部屋に覚せい剤を置いているケースでは、そこを急襲すれば簡単に覚せい剤を押収でき、身柄も押さえられるからである。

この当時は、ほとんどの密売人はまだ部屋に覚せい剤を置いていた。ところが少し頭の切れる密売人は、部屋には絶対に覚せい剤を置かない。こうなると一筋縄ではいかない。一部の密売人は、一度捕まると同じ轍は踏んでなるものかと、客が来る部屋ではなく、別に借りた部屋に覚せい剤を大量に隠匿していたのである。客から金を受け取ると、別の部屋に注文量の覚せい剤を取りに行き、客の待つ部屋に戻って手渡すのだ。

ところで、一市民である川島がなぜそこまで密売状況を詳しく知っているのか、疑問に思われるだろう。しかも我々が川島の情報の仕入方法について追及することはない。我々と彼等との間で、それは暗黙の了解になっている。

エス（情報提供者）とは、文字通り我々捜査機関に、薬物の情報を提供してくれる人物である。一口にエスと言っても、いろいろな動機を持った人間がいる。例えば被疑者が、取調べの過程で我々の世話になったと恩義を感じ、刑務所を出所した後に協力するようになる者、取調官の人間性に心服して、協力するようになる者、情報収集活動の過程で偶然街中で知り合い、我々の仕事に憧れて協力するようになる者などである。これにはあまり金銭的なことは絡まない。このようなタイプは、必要とする情報の入手を依頼すれば、的確にしかも迅速に入手し、我々のその後の捜査活動をバックアップしてくれるのである。

中には最初から金銭目的で情報を提供してくる者もいる。情報を金で売るタイプだ。また、覚せい剤密売の商売敵を蹴落とすために、情報を提供してくる者もいれば、相手を罠に嵌めるために、情報を提供してくる者もいる。この手の者には、相手の思惑に嵌まらないように注意する必要があり、厄介である。こうした要素が一つではなく、二つ三つと絡み合ったタイプの者もいる。

この川島とは、昭和四十九年頃に出会っている。ある暴力団事務所に対して、覚せい剤事件の捜索を行った際、私は、現場に居合わせた組員の彼を覚せい剤使用容疑で逮捕した。

二人の波長が合ったのか、「取り調べる側」と「取り調べられる側」という立場を超えて、川島の服役後からたまに飲みに行くなど、男同士の付き合いが始まった。すでに組からは足を洗っていた。これまで数知れない情報を提供してくれたエスの一人だ。多くの覚せい剤犯罪者の逮捕に協力した実績を持つ男であった。

「張込み」から「ガサ」へ

翌日から河鹿荘に対する捜査を開始した。河鹿荘は、情報通り古い木造アパートで、共用の玄関口を入ると板の間の上がりがまち、目の前に二階へと続く階段がある。そこで履物を脱いで上がるという昔ながらの構造であった。面する道路は北向きの一方通行で、道幅は車二台分に満たない。

一週間に及ぶ予定の張込みを開始する前に部屋を確認するため、私は足音を立てずに階段を上り、二階の廊下すれすれの高さまで進んで正面の部屋を覗き見た。扉は開け放されていて、部屋の中央に座卓があり一人の男が胡坐《あぐら》をかいているのが確認できた。注意深く観察し、森と確信した。

部屋に出入りする者は、タクシーや車で乗り付けて来る者、徒歩や自転車でやって来る者とさまざまであった。服装はジャージの上下姿であったり、白や明るい茶色などの派手目の背広であったりと、どこか少し崩れた感じがした。

彼らには、共通する身体的な特徴があった。頬の肉が削げ落ちて痩せているのだ。キョロキョロと周囲を気にして行動には落ち着きがなく、明らかに異様な雰囲気だ。覚せい剤を入手するためだけに訪れるため、部屋にたむろする時間は短く、早い者で二、三分、長い者でも五分とかからない。

出入りする者の行動や身体的特徴などを勘案して、覚せい剤中毒者、即ち「客」であると推測、その部屋が密売所に間違いないと判断した。会議の結果、ガサをかけるのは、二月二十八日に決まった。

この事件を担当した当時の捜査第二課は、前述の内藤、私を含めて六名だった。

田尾辰徳は、私より五歳年上で、麻薬取締官を強く志して門戸を叩いた人だけに、捜査に対する執念はものすごい。体格がよく髪は丸刈りで、風貌はそこいらの極道を凌駕する迫力がある。覚せい剤関係者の間でも、名前を知らない者はいないと言われていた。

柴山克己は、私の四歳年下で大学の後輩に当たる。小柄で細身、田尾とは対照的にお坊っちゃんのような風貌だ。姉妹に囲まれて育ったからか生来的なものか、少しナヨナヨしており、およそ麻薬取締官向きではないように見えた。後に鑑定官一筋で、取締官人生を歩んでいくことになる。

課長補佐の小山有は、はっきりとものを言う人であったが、「アリさん」と呼ばれて皆から慕われていた。国立病院採用の事務官だったが、本人の希望から、麻薬取締官に転向した変わりダネである。大柄で、あまりもの怖じしない性格であったので捜索現場では非常に頼りになった。ただ、彼が捜査書類を書いたり、逮捕した被疑者を取り調べている姿を私はほとんど見たことがなかった。取締官としてはちょっと変わっていた。

皆を取りまとめる課長は、川藤泰夫という当時四十八歳の東北出身者で、この地区に異動して来るまでは、鑑定官をしていた経歴を持つ。課長という地位で個性の強い我々を指揮するのに苦労をしていたようだ。彼自身は、正直なところ影が薄い人物であった。

ガサ決行日、真冬の厳しい寒さが続くなか、我々は昼から二手に分かれて河鹿荘付近で張込みを開始した。まず客の出入り状況を見て、密売が今まさに行われているかどうかを確認するためだ。昼間は、人の出入りがほとんどなかったが、夕方から客と思われる者の出入りが頻繁になり始めた。

そこで我々は捜索着手を決定し、午後七時三十分頃、捜査第二課のメンバーは応援の三名の取締官とともに、河鹿荘の階段をソロソロと音をたてずに上り、問題の部屋を覗き込んだ。森と、客と思われる男がいた。我々は、「近麻や！」と怒鳴りながら一斉に部屋に飛び込み、二人を取り囲んだ。このように急襲をかける理由は、被疑者が暴れたり、逃走する隙を与えないためだ。時間との勝負である。

ガサに気づかぬヤク中の男

客らしき男をよく見ると、目は虚ろで右手に持ったガラス製注射器の針を左腕に刺し込み、抜いてはまた刺すという異常動作を黙々と繰り返していた。針が血管にうまく入らないらしく、注射器の中の溶液を体内に入れようと悪戦苦闘していた。驚いたことに、大声で乗り込んで来た我々の存在に気づいていない。異様な光景であった。

「おい、やめんか。近麻や、ガサや！」

怒鳴って男の行動を止めようとしたが、ブスッ、ブスッと針を左腕に刺し続ける。男は注射に全神経を集中し、状況を把握していないのである。

「こら、ガサや言うとるのが分からんのか。やめんかい！」

いくら声を張り上げても、ただ黙々と一連の動作を繰り返す。仕方なく、男が持っていた注射器を取り上げようとすると、「何さらすんじゃあ！」と叫び、暴れて抵抗した。薬物中毒者は薬の効き目や禁断症状から、思いがけないほどの怪力を発揮して抵抗することがある。だから我々麻薬取締官は格闘技を習得し、いざという時に備える。

何とか注射器を取り上げると、男もやっと状況が把握できたらしい。注射し損なったという無念そうな顔を我々に向けてきた。注射器の中身は、のちに覚せい剤水溶液〇・二五ミリリットルと鑑定された。覚せい剤所持で現行犯逮捕した。

飛んだハプニングから態勢を立て直し、私は、森の動きを観察しながら「森やなぁ」と問いかけた。一連の出来事を呆然と傍観していた森は、やや体を硬くして答えた。

「はい、そうです……が」

「姓名を名乗れ。歳は」

「森浩史。二十八歳……です」

「今から、この部屋を、覚せい剤取締法違反容疑でガサする」

捜索差押許可状を見せ、「ここにシャブはあるのか」と強い口調で訊いた。だが、今度は返答がない。

「黙っていても、いずれ分かることやで。どこや！」

やはり沈黙。無精ヒゲが目立つが、年齢の割に童顔で確かにこの世界にいるにしては線が細い。

「こら、ええ加減にせんかい。はっきりせえ、捜したら分かることや。手間をかけさせるな」

森は目を合わそうとせず、うつむいたままだ。

これ以上の詰問は無駄と判断し、我々は捜索に着手した。情報提供者の川島の話どおり、部屋は家具類がなく殺風景で、生活臭がまったく感じられなかった。中央に座卓がぽつんと置かれ、タバコや灰皿、菓子や弁当殻などが乗っている。壁の一面に森のものと思われる衣類が吊られていた。畳の上には週刊誌が十冊程度、雑然と放り出されていた。

我々は六畳の部屋を、九人がかりで隅から隅まで丁寧に調べ上げた。しかし、何も出てこない。冬だというのに額に汗が滲む。私は心の中で、「そんなはずはない！」と叫びながら、もう一度辺りを丁寧に調べ直した。

ふと、放り出されていた週刊誌の一冊を何気なく取り上げ、パラパラとめくって、綴じ部分を上に持ちながら振ってみた。するとどうだろう、本の間に挟まれていたパケ数十袋が畳上に飛び散った。私は、心の中で「よっしゃ！」と叫んだ。

落ちたモノが一瞬にして覚せい剤であるとどうして分かるのか、不思議に思うかもしれない。我々麻薬取締官は、警察官とは異なり薬物の専門家でもある。新人の時から、覚せい剤をはじめとしたさまざまな薬物の色や形、匂いなどについて、嫌というほど仕込まれる。だから現場で発見したモノが何なのか、一瞬にして見抜くことができるのだ。

覚せい剤の外見は、粉末が混じった小さな白色結晶で、氷砂糖を金槌で叩いたものを想像していただければまず間違いない。苦味があるが、無臭である。アメリカ映画などで、麻薬取締官やFBIの捜査官が、発見された薬物を小指の先に付けて舐めるシーンがあるが、日本では到底考えられない検査法である。実際にアメリカでは、一部の取締官の間で行われていた。しかし一九九二年頃、ある麻薬組織が麻薬取締官を殺害する目的で、薬物の中に毒物を混入し、捜査官が死亡する事件が発生した。以後、アメリカでは舐めて検査する方法は全面的に禁止され、日本のように簡易試薬を使った検査法に変わったと言われている。

テレビ番組の警察密着ドキュメンタリーなどの中で、警察官が発見したブツを試薬で検査する場面が出てくる。我々も、捜索現場で時間が許せば簡易試薬を使って検査を行う。あくまで、「時間的に余裕があれば」の話である。現場では、被疑者が逃亡を目論んで暴れ出すこともあり、状況次第なのだ。簡易試験を行うことは逮捕要件ではない。勾留尋問において裁判官から簡易鑑定をしていないから違法逮捕だと指摘されることは決してない。だが、現場ではできるだけ実施するように心がけている。

さて、このようにガサでは、薬物が簡単に発見できないことが往々にしてある。特に密売所はガサに備え、見つかりにくい場所に隠しているものだ。ある意味、密売人との知恵比べである。この日、誰かが見落としていた。取締官も人間だ。「まさか、そんな所に覚せい剤が入っているはずがない、そんな所に隠すはずがない」という先入観からベテラン取締官であっても見落とす可能性はある。

だが、見落としたのが誰かなどと現場で詮索している暇はない。私は、畳上に散乱した覚せい剤を示しながら、森に「これは、なんや?」と詰問した。すると黙秘しても仕方ないと諦めたのか、森は、ボソッと一言「シャブです」と呟いた。

週刊誌を改めて一頁ずつめくり、調べ直した。結局四十四袋、約五・五グラムを発見した。

「これからシャブかどうか検査するので、見ていてくれ」と伝えて、直ちに簡易試験を行った。

現在は「Xチェッカー」という試薬のキットを使用しているが、当時は、陶器製の検査板の少し窪んだ部分に、ごく微量の検査物を置き、そこに試薬をかけていた。

「試薬をかけたら、色が青色に変わったのは分かるな。これが間違いなくシャブであるという証明や」

森はきょとんとした表情を浮かべながら、陶器製の検査板の上のものが青に変わっていくのを眺めていた。

「このシャブは売るために持っとったんか」

「……はあ」

ほとんど聞き取れないような声であった。

「午後七時四十分、覚せい剤所持で逮捕する。分かったな」

森は試薬を入れたシャブのように青い顔をして、ただ黙って座っていた。

「さぁ、行こうか」

細い両手首に手錠をかけた。

シャブの仕入れ先は？

事務所に連行した森を取調室に入れると、法律上の手続きに則り、被疑者に弁解の機会を与えた。森は覚せい剤密売の事実を素直に認めた。

覚せい剤取締法第四十一条の二第一項によれば、「覚せい剤を、みだりに、所持し、譲り渡し、又は譲り受けた者は十年以下の懲役に処する」とあり、第二項では、「営利の目的で前項の罪を犯した者は、一年以上の有期懲役に処し、又は情状により一年以上の有期懲役及び五百万円以下の罰金に処する」とある。

因みに覚せい剤使用については、第四十一条の三第一項に、「使用の禁止の規定に違反した者は、十年以下の懲役に処する」とある。ただ、本人に薬物などの前科が一件もない、即ち初犯であれば、状況にもよるが情状酌量の余地ありとして裁判で執行猶予がつくことも多い。だが覚せい剤密売者は、初犯であろうと実刑を言い渡されるのが常である。それは現在も変わらない。

我々は、森を近くの警察署に留置した。長い一日が終わった。テレビドラマや映画などでは、被疑者逮捕が事件の終わりのように描かれるが、現実の世界は違う。そうであれば本当に楽なことである。我々と被疑者の長い闘いがこれから始まるのだ。

取調べ如何によって、被疑者の刑の長短が左右される。それ以上に、全面的な事犯解明ができるかどうか、背後にある闇の組織を一掃する手掛かりを摑めるかどうかの重大な局面を迎えるのである。取締官にとっては取調べ技術が試される腕の見せ所だ。

翌日、森の経歴や前科などを訊く程度の簡単な取調べが行われた。三月二日朝午前九時、森浩史を大阪地方検察庁に事件送致した。引続き担当検事が、今後の取調べのために大阪地方裁判所に勾留請求を行い、まずは十日間の勾留が認められた。これらは法律に定められた手続きだ。送致するに当たって逮捕手続きや捜索差押などの、今後の裁判で証拠となる書類作成に追われることになる。この二日間は我々にとって不眠不休の戦いであり、時間との勝負だ。

内藤取締官は、三月三日から森に対する本格的な取調べを開始した。「これから、いろいろ訊いていくが、正直に話してもらいたい」と穏やかに話しかけた。

「はい」。森は悪びれずに返答をした。捜索現場で客が逮捕されている以上、「売っていない。自分が使うために持っていたものだ」という言い逃れは通用しない。

「この男はどこまで真実を話してくれるのだろうか」と思いながら、内藤の取調べ結果を焦れるような思いで待った。被疑者は、逮捕事実は素直に認めても、薬物の仕入れ先や密売組織という核心部分に近づくと、いつも口を堅く閉ざしてしまうものである。

それを、嫌というほど経験してきた。だからこそ、取調べにおいては被疑者に対して細心の注意を払いつつ、本当のことをどれだけ喋らせるかが重要なのである。取調べの醍醐味はそこにある。

「では訊くが、覚せい剤を密売していたのは事実か」

内藤が口火を切った。

「はい」

「現場にいたあの男、あんたの客か」

「そうです」

「逮捕現場で発見されたシャブは、いくらで売っていたんだ」

「一万円で売っていました」

「密売時間は」

「昼から夜中にかけてです」

「客は多かったのか」

「多かったです。昼間よりも宵の口から夜中にかけて」

「数はどれくらいだ」

「よく分かりませんが、延べにすると千人はいたのと違いますか。正確なことは、分かりません」

「あんた一人の裁量で、こんなこと（密売）ができるとは思えないんだが」

森は単なる売り子だ。背後にある密売組織の存在を引き出すポイントとなる質問である。

「僕一人で密売していました」

やはり、森はとぼけた。

「あんたがシャブを仕入れて小分けし、客に密売していたということか」

「そうです」

「あんたのような素人が、単独でできる商売じゃない。誰かから頼まれて商売してたんだろう」

「いいえ、僕の裁量でバイしてました」

〝バイ〟とは、密売の隠語である。

「なら、誰からシャブを仕入れていたんだ」

「ある日街中で、見知らぬ男から『シャブ要らんか?』と声をかけられまして。仕事のなかった僕は、自分もシャブを売って稼げるんやないかと思いました。相談すると、『これからシャブを回したる』というので、その男からシャブを仕入れては、バイしていました」

「その男とは、何処のどいつだ」

「名前も、どこに住んでいるんかも知りません。その人が一方的にシャブを届けてくれていたんですわ」

そんなやり取りが繰り返された。のちの取調べでも同様であった。

売人の背後にある犯罪組織

三月十日の土曜日、内藤が休暇を取った。当時は今のように週休二日ではなく、土曜日は「半ドン」、午前中のみの勤務体制だった。

休暇を取ることを金曜日に耳にしていた私は、内藤に森を調べさせて欲しいと申し出た。すると、意外にあっさりと受け入れてくれた。通常、自分が担当する被疑者を、「貸せ」と言われて、

「はい、そうですか」と貸す取締官はいない。もちろん内藤は責任感の強い男だ。私を信頼し、自分の休暇による時間的ロスを埋めようと考えたのだろう。彼の度量の深さを感じた。私は私で、「身柄を貸りた以上、この日一日で落としたるっ！」と闘志を漲《みなぎ》らせていた。

翌日午前九時、私は森を留置場から引っ張り出して取調べを開始した。だが、内藤が得た以上の供述を得ることはできなかった。私は森の供述に合理性が認められないことについ腹を立て、「アホ抜かせ、いつまでそんな眠たいことを言っとんのや！」と声を張り上げて問い詰めた。しかし、変わるのは顔色くらいで森の答えは変わらない。

「あんたみたいな素人が、簡単にシャブを密売できるわけがないやろ。逮捕の時、あんたが所持していたシャブは人に売るため、営利目的のものやな。あんた、知ってるか。自分が使うために持っていたなら、初犯で懲役十年以下、執行猶予になる可能性がある。だがバイしてたら、執行猶予はつかん。懲役一年以上、場合によっては罰金も併せて言い渡されるんやぞ。ええか、必ず実刑になるんやで。あんた一人で重い刑をかぶって刑務所行く気か。アホらしいと思わんか。この際、はっきりとすべて話したらどうや」

脅したり、時にはなだめすかしたりした。それでも供述は変わらない。私は辛抱強く、決して諦めない姿勢を見せ、「そんな誤魔化しが通じると思っとるんかい。いい加減にさらせ！」などと、時には猛烈に責めたてた。また、「考え直したらどうや。俺のためやない。あんたのためや」とゆっくり落ち着いた口調で説得した。

そして、真実を話すまで取調べを続けるという意志を見せるため、窓のブラインドをすべて降ろし、電燈をつけた状態で取調べを行った。森の時間感覚を喪失させ、いつ取調べが終わるのか分からない不安な状況を作り出す戦術だ。今考えると、いささか強引過ぎる。だが、血気盛んな当時の私にはそれ以上の手法が見つからなかった。

夕方近くなった頃、森は私の執拗な追及についに抗し切れなくなった。冬にもかかわらず、額にうっすらと脂汗を浮かべ、顔には過度の緊張による強張りが現れてきた。内心の動揺が、透けて見える。何が彼を決定的に追い詰めたのかは分からない。いずれにしろ、森は話すべきか話さざるべきか、激しく葛藤していたのだと思う。

この瞬間、私はあと少し責めれば間違いなく落ちると感じ取った。そして一気にたたみかけた。予想通り、緊張の糸が切れたのか森は、「高濱さん、分かりましたよ。よく考えさせて下さい。月曜日に話しますから」と譲歩してきた。その時私は、彼の態度から間違いなく「落ちた」と感じた。

被疑者が「落ちる」、即ち事実を喋る前の兆候には、さまざまなパターンがある。森のようになる者もいれば、ある者は急にソワソワして落ち着きがなくなる。突然「悔しい！」と叫びながら泣き崩れる者もいる。

否認を続ける被疑者が、前言を翻して供述を始めるのは、ひとえに被疑者の決断にかかっている。だが、そこに落とし込むには、「必ず喋らせる」という取調べる側の強い意志を示すことが何よりも重要だ。そのために必要なのは、被疑者をいたずらに怯えさせたり脅すことではない。この人なら話してもいいという気持ちにさせることなのだ。

私は、「分かった。あんたの言葉を信じよう。月曜日に話してくれるのなら、担当の内藤に話してやってくれ」と伝えて、その日の取調べを終えた。さらに追及して自分の手柄にしたいところであるが、そこはぐっと堪《こら》えて、そう言った。こちらも、森に対して「お前を信用しているぞ」と大きな度量を示す必要があった。それでこそ、被疑者に私という人間を、ひいては麻薬取締官という者を信頼させることになるのだ。

月曜日、私は内藤に土曜日の取調べの内容をかいつまんで説明した。内藤が取調べを開始すると、森は約束通りこれまでの供述を翻し、密売組織について語り始めた。内藤から聞いた森の供述は以下の通りである。

――密売のボスは、通称「梅チャン」という中背で痩せ型、少し足を引きずった三十代後半の男。密売所にシャブを配達し集金もしていた。その下に、斉藤というがっちりした体型の三十歳くらいの男がいる。斉藤は密売所の責任者で、森はこの男の下にいた。そしてもう一人、森と同じ立場、即ち売り子がおり、名前は東尾という。二十八歳で長身の痩せ型である。

森は昨年十二月頃から、シャブ密売を手伝うようになった。森と東尾は毎日交替で、河鹿荘で密売をした。部屋は各自別にあり、東尾は三階の便所隣りの部屋を使っている。さらに東尾は河鹿荘以外に、田辺、松村、広島という三人の男を使って河鹿荘の一本東側にある末広荘というアパートの三階三号室でも密売をしている――

何と一気に六名の名前が挙がった。内藤は、森に「彼らの居所を知っているのか」と訊いた。

「東尾らは、僕が口を割るとは思っていないやろうから、まだ同じ場所でパイしてると思います。ですから、梅チャンや斉藤も出入りしてるはずです。二人の住所までは知りません」

「あんたがパクられたことで、バイを控えるか止めているんじゃないか？　そこにはもう、いないんじゃないのか」

「そんなヤワな奴らやない。必ずバイしてますよ」

森の供述から、密売の流れが見えてきた。当初の私の予測は外れ、久々に大きなヤマになりそうであった。いずれ、ボスの梅田を捕まえることになるだろうが、その背後には巨大な闇の組織の存在が垣間見えている。捜査第二課は、にわかに騒がしくなっていった。

二度目の「ガサ入れ」へ

早速翌日から、取調べに掛かりきりの内藤を除く残りの捜査第二課のメンバーで、末広荘と河鹿荘両方の張込み捜査を開始した。それは、二か月に及ぶ長い捜査となった。

森の供述通り、河鹿荘では以前と同じような客の動きが見られた。また末広荘でも同様の動きがあり、二つのアパートを行き来する東尾の姿を認めた。東尾は、大型国産車に乗っており、近辺に駐車していた。また斉藤も、毎日のようにイギリス製の高級外車に乗って来る。二人が、二つのアパートに出入りすることも突き止めた。車両のナンバープレートから彼等の姓名が、東尾＝東尾弘一、斉藤＝山之内茂夫と判明した。斉藤は偽名だった。ウラ社会ではよくあることだ。

売り子三名については、張込み捜査で姿は確認できたものの、身上の特定までには到らなかった。これ以上張込み捜査を行っても、進展の可能性がうかがえないため、強制捜査、即ちガサへの移行が決定した。

五月十五日、季節は春になっていた。五名の逮捕状と河鹿荘と末広荘、二つのアパートの部屋の捜索差押許可状（通称「ガサ状」）を大阪地方裁判所に請求、発付を得た。犯罪事実は、山之内、東尾の両名については、営利目的で森と共謀して河鹿荘二階の部屋で覚せい剤約五・五グラムを所持していたというもの。残り三人の売り子については、別個に東尾と共謀して末広荘三階三号室において、覚せい剤を相当量所持しているというものである。

翌日の午前九時五十分頃、捜査第二課と応援に駆けつけた取締官を含めた総勢十四名は、末広荘周辺において張込み捜査を開始。山之内や東尾ら関係者が、末広荘と河鹿荘へ出入りする姿を確認した。後はタイミングの問題であった。

そんな矢先、午後二時頃に東尾が末広荘から一人で外出し、一方通行の道路を歩き始めた。そして阪神高速道路下に駐車していた自分の車に乗り込もうとしたため、私は呼び止めた。

「東尾さんですね」

「はあ？　違いますよ。俺はマツキですが」

振り返った顔に焦りと当惑を滲ませながら、偽名を口にする東尾。確信を持っていた私は、近くの大阪履物会館の会議室まで同行を求めた。その会館は、前線基地及び張込み場所として、捜索前に借りていたのだ。

東尾は会議室のソファーに腰掛けると、ズボンの後ろポケットから素早く小物入れを取り出し、尻の下に敷くようにそっと隠した。

「東尾さんですよね」

再度訊ねたが返事はない。しばらくして、見当違いなことを言い始めた。

「免許は持っていませんが、印鑑登録証明書ならあります」

東尾は、マツキという名前ですらない、別人名義の証明書を差し出した。その手はブルブルと震えていた。本人に間違いないと確信を強めた私は、逮捕状を執行した。

「東尾やな。偽名を名乗っても、お前が東尾弘一っちゅうことはすでに俺達には分かっとる。逮捕するからな」

東尾はがっくりとうな垂れ、独り言のように「短期間に借金を返すには、これしかなかったんや……」と呟いた。私が手錠を掛けようとすると、「この近所では手錠はやめて下さい。逃げませんから」と口にし、逮捕には素直に応じた。午後二時十分であった。

尻の下に敷いて隠そうとした小物入れからは、チリ紙に包まれたパケ七十八袋、約二四グラムを発見した。追及すると、「拾ったものです」とこの期に及んでとぼけようとする。私は怒りを通り越し、覚せい剤に取り憑かれた者の哀れさを感じていた。

東尾の車も捜索し、トランクから金属製のアタッシェケースを発見した。中を調べると、上皿天秤や分銅一式、紙製スプーン一個、五センチメートル四方の色紙十七枚、パケを作る際のビニール帯五本、ポリシーラー、更にはチリ紙に包まれた注射器一式が二十組など、「覚せい剤小分け道具」を発見、差押えたのである。ちなみに「ポリシーラー」とは、ビニール袋の口を熱で溶かして封をする機械である。「上皿天秤」とは、昔ながらの秤量する機械であるが、最近は目にしなくなった。両方に皿があり、一方の皿に量りたい重さの分銅を、もう一方の皿にこの場合は覚せい剤を乗せて、両方の皿が平行になるようにし、正確な量を小分けする道具である。現在では電子秤が使われている。

東尾の逮捕後、間髪を容れず一斑は末広荘に、もう一斑は河鹿荘に各々急行し、同時刻に踏み込んだ。

末広荘の部屋は三畳間と狭く、そこには田辺、広島の二名が在室していた。ガサの結果、広島の財布からパケ十五袋、約三グラムを発見。広島末広と名乗る男は、それはシャブで、自分のものだと所持事実を認めた。一方、田辺進と名乗る男は、それが何か知らないし、自分のものではないと言い、覚せい剤との関係を否定した。

張込み捜査で両名の覚せい剤密売行為を現認していたので、午後二時五十分、二人を三グラムの覚せい剤共謀所持で現行犯逮捕した。

末広荘と同時刻に急襲した河鹿荘三階の部屋には山之内と、松村と名乗る売り子の二名が在室していた。まず山之内にガサ状を呈示。山之内は令状を手に取ってしばらく見ていたが、「俺の部屋やない」と一言呟いたきり、自らの名前や住居を一切語ろうとしなかった。捜索開始直後に床や座卓の上に散乱したチリ紙に包まれた注射器を数本発見しただけであった。ガサ終了後の午後三時三十五分、山之内茂夫を逮捕状で逮捕した。

捜索班には、河鹿荘に松村がいることは連絡済みであったので、末広荘の二名の逮捕の連絡を受けて、松村信人を、広島末広、田辺進の両名と共謀して三グラムの覚せい剤を所持していた事実で午後二時五十分、緊急逮捕した。

その後、松村が居住しているという河鹿荘二階の別の部屋を捜索した結果、敷布団の枕元付近から、五センチ四方の赤い色紙に包まれた覚せい剤一包、約〇・〇三グラムを発見した。当時、覚せい剤はパケだけでなく、密売所によってこうした折り紙に使う色紙を適当な大きさに切って、薬袋として使用するケースがあった。

松村は、「俺のものと違う。この部屋には勝手に人が出入りするから、誰かが置いていったんや」と、関与を否定した。しかし部屋のコタツの上からは、注射の後の血を拭き取ったと見られる血痕が付着したチリ紙や、覚せい剤が包まれていたのと同じ色とりどりの色紙、覚せい剤をすくうのに使用したと思われるスプーン状の紙片も発見した。これら証拠品を考えれば、松村の言葉は無駄な足掻きにすぎない。

結局、その日の捜索で五名を逮捕、覚せい剤約二七グラムを押収した。

私は、山之内茂夫の取調べを担当することになった。この男は、口が減らないタイプで、取調べ中も「もう腹減った、帰らしてえや」などとおどけた顔をして軽口をたたき、苛々させられたものだ。だが、どこか憎めないところがあり、ヤンチャな餓鬼がそのまま大人になったような男であった。その分、落とすことに苦労はしない。この男、十年前は大阪にある陸上自衛隊の自衛官であった。

東尾弘一は、内藤が担当した。東尾は、逮捕された以上ジタバタしても仕方ないと観念していた。私と内藤は、毎日緊密な連絡を取り合い、その日の取調べ結果について意見交換を行って、翌日の取調べに臨んだ。

この両名には、森のようにてこずることはなかったが、じっくりと構えて取調べをし、完全な供述を得るまでに三か月近くを費やした。今思い返しても、内藤と私は信頼のおける仲間であり、良きコンビであった。

芋づる式の犯罪ネットワーク

山之内、東尾の両名の供述を総合すると、河鹿荘二階の密売所は、昭和五十三年六月頃、「梅チャン」こと梅田英雄が始めた。当時の売り子は二人おり、一人は山之内、もう一人は梅田から誘われて手伝うようになった山下という四十歳くらいの男である。山下は、理由は不明であるが、その後密売から手を引き、検挙を免れている。我々はその所在を捜査したが、杳《よう》として分からなかった。密売を始めてから二か月後、梅田は、山之内を密売所の責任者とし、その下に梅田が連れてきた利府泰夫という男と、山之内が連れてきた東尾を売り子に据えた。

昭和五十三年十二月初め頃、売り子の利府が抜け、後釜に利府が連れてきた森浩史を据え、東尾弘一とともに、その密売所で覚せい剤密売をしていたというわけだ。

彼等の供述からは、ここに登場する人物の詳細な特徴や経歴、更には捜査中の密売組織との新たな関わりが判明した。ボスの梅田は、広域暴力団直系の組の下部組織にあたる「M組」の幹部である渋谷という男の若衆であった。

昭和五十四年二月頃まで、我々の事務所の南側にある長堀通りと千日通り、谷町筋と上町筋の約五平方キロメートルの一角にある桃谷マンションの四階の部屋に、有数の歓楽街である南新地のクラブのホステス、アイという女と暮らしているとのことであった。

利府泰夫は、通称「ヤス」、刺青を背負った三十代半ばの極道であるが、その当時、ボスの梅田とは違う組織に属していた。やはり南新地で昭和五十四年三月までスナックを経営。浪速区日本橋東にある日本橋マンションの二階の部屋で二十代前半の女と暮らし、その部屋を使って覚せい剤を密売していた。南新地の道頓堀近辺においても、覚せい剤を密売。梅田に対して、密売用の覚せい剤を卸してきた。とにかく覚せい剤に深く関わっている人物であるという。

さらに梅田関連で、新たな人物が浮上してきた。岸野五郎、通称「ゴロー」。小柄だががっちりとした体格で、片手が不自由な男である。先天的な病で指が曲がってしまっていた。浪速区元町にある元町ビル三〇三号室に居住しており、梅田から覚せい剤を入手して密売をしているという。

これら三名とは別に、東尾から新たな入手先に関する供述が得られた。東尾が逮捕された際に所持していた覚せい剤は、前日の午後四時頃、M組の幹部宇川信嵩から三十五万円で買った三〇グラムの覚せい剤の残りであった。M組の組員である渋谷の若衆であり、M組直系の組員ではない。梅田は宇川と同じM組と言っても、M組の組員で、当時幹部に名を連ねていた。この組の資金源は覚せい剤密売であり、その点からも供述には充分な信憑性が認められた。M組は、いずれ決着をつけねばならない相手である。

植物が根を張るように、梅田という茎を元にしてさまざまなネットワークが形成されていた。まさに芋づる式に新しい名前が挙がってくる。梅田はキーマンに違いないが、最終的には宇川信嵩を捕まえて完全自供させれば、もっと大きな組織を引きずり出す千載一遇のチャンスではないか、私は薄々そう感じていた。

取調べ内容を検討した結果、次のターゲットは一連の密売事件の中心人物である梅田英雄と決め、早速捜査を開始した。蝉の声がヒステリックに鳴り響き、大阪の街はうだるような暑さが続いていた。

ボスの梅田英雄を逮捕

周辺で聞込みしたところ、梅田英雄はその時点においても、桃谷マンションの四〇四号室に居住し、アイではなく坂下由里子という若い女と暮らしていることが分かった。我々は路上に駐車した車の中から、そのマンションに対する張込みを毎日行い、二人の行動確認、警察用語でいう「行確《こうかく》」を行ったのである。

山之内茂夫、東尾弘一、森浩史の三名の供述から、梅田英雄がその三名と共謀して河鹿荘二階の部屋で覚せい剤約五・五グラムを所持していたという事実を組み立て、逮捕状を裁判所に請求。昭和五十四年九月十日、私を含めた捜査第二課の四名の麻薬取締官は、朝からマンション前の路上に駐車した車で張り込んだ。

午後三時頃、二人がマンションから出て来た。女は露出の多い派手な服を着て、アロハシャツを着て片足を少し引きずって歩く梅田にべったりとくっついていた。楽しそうにじゃれ合いながら、我々とは逆の方向に歩き出した。運転席に座っていた私は、田尾の指示で車を発進させ、彼らの後をゆっくりと追尾した。

彼らが、上町筋という大きな通りに出ればタクシーに乗るだろう。そうなると身柄を押さえることが難しくなる。そこで私は二人の背後までゆっくり近づくと、急に車のスピードを上げて、彼らの目の前に回り込み、急停車した。タイヤの軋《きし》む音が響き、ゴムの焼ける匂いがした。二人は目の前で何が起こったのか理解する間もなく、最初に車から飛び出した私の姿を見て、ただ目を見開いていた。

後にこの行動は無謀すぎたと、田尾からひどく怒られることになる。こうした映画のような派手な立ち回りは、我々の実際の職務ではほとんどない。安全を優先し、地味でも確実な方法を選ぶのだ。……苦い記憶である。

私は、「梅田やな。あんたには、河鹿荘の件で逮捕状が出ている。今ここで逮捕するで。分かったな」と告げて逮捕状を呈示し、逃亡しないように有無を言わさず手錠を掛けた。梅田は、いつか捜査の手が及ぶことをある程度予期していたのか、呆気ないほど無抵抗だった。

事務所に連行し、着衣・所持品の検査を行った。するとズボンのポケット内から、ビニール袋入り覚せい剤一袋、約一三グラムを発見した。

「これは何や」

「ワシのものです。ワシが人に売るために持っていたものです。一緒にいた女は、この件には何の関係もありません」

梅田は、覚せい剤所持は認めたが、一緒にいた坂下由里子と覚せい剤の関係については否定した。坂下には任意同行を求めて、梅田ともども連行していた。

その後、我々は間髪を容れず、梅田の住居の捜索に取り掛かった。当然、誰もいないと思っていた。しかし踏み込んでみると、男がいたのだ。我々も驚いたが、男も相当驚いた様子である。急に飛び込んで来たイカツイ面々を見て、ヤクザの殴りこみか何かと思ったのだろう、まだ幼さが残る顔が強張っていた。

私は、まず我々の身分を名乗った。

「近麻や。この部屋は梅田の部屋やな。これからガサするところや。立ち会ってもらえるか」

すると、さらに顔を強張らせた。痩せた顔に無数のにきびが浮かんでいる。私は表情の変化を見て、「こいつ、間違いなく覚せい剤を持っているか使用している」と確信した。そんな事はおくびにも出さず、淡々と質問を開始した。

「名前は」

「き、北村浩二です」

「歳はいくつか」

「じゅ、十九歳です」

「仕事は何をしとるんや」

「無職です」

「あんた、梅田英雄を知っているな」

「はい」

「今日、梅田をシャブでパクった。で、ガサに来たんや。いいか、分かるか?」

そして、「その前に、あんたの持っているものを見せてくれんか」と所持品検査を促した。一瞬躊躇《ちゅうちょ》した後、北村はまずズボンの右ポケットのものを取り出し、我々に手渡した。その中に、チリ紙に包まれたものがあった。開いてみると、予想通りパケに入った覚せい剤一袋、約一・三グラムであった。ブツが出てきた以上、この男が覚せい剤使用者であることは明らかだ。

「腕を見せてくれるか」

私はそう促した。すると北村は渋々長袖シャツの両腕の袖を捲りあげて差し出してきた。両腕をよく観察すると、薄黒い跡が無数に走っている。覚せい剤を注射して使用する者には、必ずと言っていいほど見られる独特の注射痕だ。覚せい剤中毒者はこの注射痕を隠すために、季節によらず概して長袖のシャツを着用している。

「シャブの注射痕やなぁ」

「はい……」

「最後に打ったのは、いつや」

「今日の、昼間です」

「その時のことは、後でまたゆっくり訊くで。ええな」

私はすぐにパケの中身を簡易試薬で検査し、覚せい剤であることを確認した。覚せい剤所持で北村を逮捕し、事務所に連行した。尿検査の結果は当然陽性。後日、覚せい剤使用事実も検察庁に追送致した。

梅田の部屋からは、特にめぼしいものは見つからなかった。北村のほかには。

覚せい剤に蝕まれる未成年者たち

一方、坂下由里子の事情聴取は内藤が行った。彼女の口から、まだ十六歳で、つい最近梅田から覚せい剤を注射されたことが明らかになった。尿の任意提出を受けて鑑定すると、やはり陽性反応が出た。我々は彼女が未成年者ということを考慮して逮捕を見合わせ、在宅での取調べをすることに決めた。

その日の夜、翌日からの出頭を約束させて、坂下の身柄を梅田が雇った弁護士に預けて帰宅させた。しかし翌日、約束の時間になっても彼女は出頭して来なかった。その後何日待っても姿を見せることはなかった。以降、坂下由里子は完全に行方をくらましてしまった。

二か月半が過ぎた頃、坂下がどこかの警察署に逮捕されていないか大阪府警察本部照会センターに前歴調査を依頼した。すると驚くべきことが判明した。坂下の実家がある福岡県のとある警察署から、殺人の最重要参考人として手配されていたのだ。殺された男は坂下の同級生らしく、事件について重要事項を知っている可能性があるとのことであった。

我々は、坂下の身柄を引き受けた弁護士に至急連絡を取り、それまでの事情を説明して所在調査を依頼した。その後弁護士が調査した報告により、彼女が大阪府松原市内のスナックでホステスとして働いていることが判明。私を含む四人の取締官は、早速その夜スナックに行き、働いていた坂下由里子を覚せい剤使用容疑で逮捕したのである。

坂下の実家に彼女の逮捕を電話で伝えた。翌日、両親が福岡から麻薬取締官事務所に飛んで来た。私、内藤、柴山の三名は、坂下を堺市の少年鑑別所に収容した。その際、両親は別れ難かったのか、少しでも傍にいてやりたかったのか、我々の車をタクシーで追いかけて来た。私は少年鑑別所の門前で彼女と両親を会わせて、別れを惜しませた。

それから私と内藤は坂下を連れて収容手続きを取り、外に出て来た。両親はじっと佇み、我々の帰りを待っていた。娘の様子を聞きたかったのだ。

我々は両親のもとに行き、収容された際の娘の様子を簡単に説明して、その場を離れようとした。すると、母親が急にチリ紙包みを差し出してきた。何かと思いそれを手にして、開いた。するると中にはきれいに折り畳まれた千円札が三枚入っていた。我々は驚き、「これは、どういう意味ですか?」と訊いた。すると母親は少し白髪の混じった頭を下げながら、「今回の件では、皆様方に大変な迷惑をお掛けしました。これはお車代です」と言って、返そうとする手を押し返してきた。

「いや、職務ですから、そんなものを頂くわけにはいかんのです」

何とか押し返して、すぐにその場を離れて車で走り去った。現在の一万円に相当する金額である。車中、私と内藤は、「いやぁ、ビックリしたなぁ」と苦笑した。娘可愛さからの行為であり、福岡の田舎から出てきた純粋さの滲む両親には、何の悪気もなかったのだろうが……。笑うに笑えない話ではある。

坂下由里子といい、北村浩二といい、当時からこのような少年達が覚せい剤を使用していたという事実は、薬物汚染が未成年者にすでに広まりつつあったということを暗示している。現在ほど酷い状況ではないが、薬物汚染の波が、確実に一般市民のすぐ傍まで押し寄せて来ていたことの証左だ。

ちなみに、殺人の最重要参考人としても手配されていた坂下由里子は、その後、取調べを受けたと聞いているが、管轄外の事件なので、それ以上踏み込んだ話は聞けなかった。

被疑者を泳がせるが……

梅田の取調べを担当したのは、田尾だった。覚せい剤関係者、特に梅田のような極道には、名前が知られているうえに、イカツイ容貌が被疑者に畏怖の念を抱かせる。加えて人情味があり、ある種の尊敬の念さえ植えつけていた。

田尾の梅田に対する取調べは、順調に進んだ。私は北村を担当した。覚せい剤を所持し、しかも使用しているという確かな証拠が揃っていたこともあり、あまり苦労することはなかった。久しぶりに私と田尾とがコンビを組んだ取調べだった。

両名に対する取調べから、また新たな図式が判明した。梅田は河鹿荘と末広荘とは別に、南新地の南区笠屋町にある小泉荘というビルの四階二三号室の部屋を利用して、覚せい剤を密売していたのである。小泉荘では、森下弘雅という三十六歳の男を責任者に置き、その下で売り子をしていたのがにきび顔の北村浩二だった。

森下という男は、密売所で寝起きしていることも分かった。小泉荘は一、二階に何軒かの飲食店が入居する雑居ビルだ。こんな場所に密売所があるとは、我々からすれば、盲点であった。小泉荘があるエリア南新地は、大阪では北新地と並ぶ歓楽街であり、通常はそのような場所には、アパートはないとされており、ましてやそのアパートで、覚せい剤が密売されているなど、当時は考えられなかった。この当時の密売所は、西成区のあいりんセンターを中心としたエリアにある簡易宿泊所や、長屋や文化住宅（長屋型木造アパート）と相場が決まっていたのである。

早速、内偵捜査を開始した。まず場所の下見のため部屋を確認に行った私は、四階の廊下をゆっくり進んだ。部屋の前に来ると、玄関口横の便所と思われる窓が開けられていた。目をやると、用を足してやおら立ち上がろうとする男と一瞬目が合った。その男は、北村などから聞き出していた森下の髪型や顔の特徴と一致した。冗談のようなタイミングである。急に目をそらすわけにもいかず、私は、極力自然にその場を離れたつもりだったが、胸の内で「しまった。バレてしもうたか」とヒヤヒヤしたものであった。

繁華街という場所柄、密売時間は夕方から夜中にかけてである。客は繁華街に集まって来る飲み客や、その相手をするホステスなどだ。

昼間から夜中にかけての張込み捜査に一週間ほどを費やし、客の出入り具合などを確かめた。森下が、梅田や北村の逮捕によって身辺に捜査が迫っていることを感知し逃走することに備えての張込みでもあった。

昭和五十四年十月二日の火曜日、この日は朝から快晴であった。秋だというのに、少し汗ばむ陽気だ。森下を逮捕するため昼間から張り込んでいた。午後三時頃、森下が部屋を出て来た。どこかに外出する様子である。

梅田の逮捕によって密売する覚せい剤が枯渇しているため、その入手に動くのか、あるいは客と接触して覚せい剤を密売するのか、そのどちらかであると踏んだ我々は急遽逮捕を見合わせ、追尾することにした。

森下は近くでタクシーを拾い、国鉄、現在のＪＲの大阪環状線（東京の山手線に当たる）の桃谷駅で降りた。そして、駅構内へと入って行った。

私と内藤、田尾の捜査第二課の面々と、応援に借り出された取締官、合わせて七名は、一斉に構内に入り、森下を取り巻くように動向を監視した。森下は柱の脇に立ち、周囲に目を配りながら誰かを待っている素振りだ。

田尾の合図で全員が一斉に飛び掛り、逮捕する手筈になっていた。我々は周りに注意を払いつつ、森下の動きに目を配っていた。こういう場面は、相当な緊張を伴ううえ、時間が経つのが恐ろしくゆっくりに感じられる。何度経験しても、慣れるどころか二度と味わいたくないと思う。

まず、最初に頭に浮かぶのは、誰かの手違いから被疑者に逃走を許してしまう場面である。屋外という広い空間においては、当然その可能性は高まる。現場では常に最悪の事態を想定する習性ゆえに、頭の中にはネガティブな思考が渦巻く。

到着して五分が過ぎようとした頃、森下が、急に動き出した。次の瞬間、内藤が森下の方に急ぎ足で向かった。私は、田尾が逮捕のゴーサインを出したのかと思い、田尾を見た。そのような気配はない。しかし内藤は行動を起こしている……。

我々は一体何が起こったのか分からぬまま、内藤に追従した。それに気づいた森下は全力で走り出し、別の出入り口に向かって逃走を始めた。内藤は追走した。残りのメンバーも走り出した。

構内を出て数十メートルほどの所で、内藤が森下を捕捉していた。田尾は森下に逮捕状を呈示し、逮捕した。逮捕理由は、梅田、北村との三人による覚せい剤の共謀所持である。

その後田尾は、少し離れた場所に内藤を呼び出し、命令もないのになぜ勝手な行動を取ったのかと、怒りを含んだ声で問い詰めていた。私もその場に行き、理由を聞こうとした。

「何で勝手に動いたんや。誰も逮捕せよとは言っとらんぞ」

「私も最初はそんなつもりはなかったんです。しかし、森下が私の存在に気づいたと思った。このままでは逃げられると思い、行動に出ました」

「それはお前さんの勘ぐりや。俺にはそのようには見えんかった。捕まえたからええようなものの、逃がしていたらどうする。お前さんの責任だけで済むことやない。我々は、チームで行動しとる。お前さんの勝手な判断で動いたら、事故を引き起こしかねんし、場合によっては怪我人を出すことにもなる。勝手なことをするな」

それ以上の説明は、言いわけに過ぎないと考えたのか内藤は無言であった。頭の切れる男だからこその応対である。私ならどうだったろうと考えると、田尾に対して、私の気持ちをなぜ分かってくれないのだと思い、尊敬する先輩といえども、その後しばらくは反感を持ち続けただろう。

内藤はこれまでに幾多の経験を積み、修羅場をくぐってきたベテラン取締官である。いつもクールでスマートな男だ。それが先輩取締官から大目玉を食らったのだ。逮捕してなぜ怒られなければならないのだという思いもきっとあっただろう。状況次第では、私も彼と同じ行動を取っていたかも知れないと考えると、同情を禁じ得なかった。

この逮捕劇によって、その日、森下が誰と、何のために会うことになっていたのか分からずじまいになった。逮捕劇を演じている最中に相手が現れたかもしれないし、あるいは逮捕後に森下の逮捕を知らずに現れたかもしれない。それは永遠に謎のままだ。

取調べにより森下は、ホステスなど三十名の客を抱えていたことが判明した。

しらみ潰しに被疑者を挙げる

梅田英雄という男は、山之内茂夫を責任者とする密売組織を操りながら、その一方で森下弘雅と北村浩二の両名を使って覚せい剤密売を行っていたわけだ。

そして岸野五郎には、覚せい剤一〇グラムを十万円で譲り渡していたという具体的な事実が判明。また梅田は、利府泰夫やこれまでの取調べからは一切出てこなかった暴力団の幹部から覚せい剤を入手していたことなど、新たな事実が次々に明らかになった。

我々は、次のターゲットを岸野五郎に決定した。そこで我々の捜査で判明していた岸野の住居、浪速区元町にある元町ビル三〇三号室に対して張込み捜査を行ったが、一切の動きが見られなかった。

この頃には、梅田を含む相当なメンバーが逮捕されていたので、岸野は自分の身辺に捜査の手が伸びて来ることを察知して、すでに逃亡していたのだ。岸野の所在はどう調べても分からなかった。手詰まりである。

そんなある日、森下の取調べを担当していた内藤は何気なく、岸野五郎という男を知っているか訊いてみた。すると森下は、「知ってますよ」とあっさり答えた。

「梅田と付き合いのあった男でしょう」

「今、我々は岸野の所在が分からず、捜している。何か知らんか」

あまり期待せずに訊いた。森下は少し考え込むようにして言った。

「いつやったか覚えていないけど、夕方南新地にある一流料亭の前を通った時に、偶然玄関口を掃いているところを見かけたな。自分にはまったく気づいていませんでしたわ。奴は、そこで働いていると思います」

意外な所に貴重な情報が眠っていた。内藤から報告を受けた捜査第二課のメンバーは、その日の夕方頃、件の料亭付近に行き、周囲から玄関口を張り込んだ。

しばらくして岸野が、玄関口を清掃して水を打っている姿を認めた。我々は心の中で快哉を叫んだ。のちの張込みから、岸野は料亭で下足番・雑用係として住み込みで働いていることが分かった。我々の麻薬取締官事務所とこの料亭とは、直線距離にして二キロ弱、目と鼻の先だ。灯台下暗しとはこのことである。

我々は、秋も深まった昭和五十四年十一月七日午後五時頃から、料亭の玄関口付近に駐車した車内から、岸野の動向を監視した。その日岸野は、いつもと変わらぬ行動を取っていた。自分を逮捕しようと張り込んでいる、我々麻薬取締官の存在に気づいている素振りは一切ない。

我々は足音を忍ばせて料亭に近づき、一斉に踏み込んだ。岸野は玄関口近くの下駄箱付近を清掃していた。仕事に集中する岸野に近づき、田尾がそっと後ろから声をかけた。

「岸野五郎」

ビクッとして、振り返りながら不機嫌そうな声を出した。

「はあ?」

岸野は、我々の姿を認めた途端、凍りついたように動かなくなった。田尾は、逮捕状を示した。

「近麻や。お前をシャブで逮捕する」

凍りついたままの岸野に手錠をかけた。自分の所在は捜査機関に絶対摑まれていないという確信があったらしく、我々が踏み込んだ時から、岸野の顔はずっと強張りっぱなしで、体は小刻みに震えていた。我々は、肩を落とした岸野を事務所に連行した。その間一言も発しなかった。

内藤が取調べを担当した。岸野は我々の取調べ終了後に、指名手配を受けていた奈良県の警察署に逮捕された。容疑は、昭和五十四年五月、すでに逮捕している女に、二回にわたって覚せい剤三グラムを三万九千円で売った件と、もう一回覚せい剤二グラムを二万六千円で売った件の三件である。その後起訴事実が五件となり、裁判待ちの身となった。

この岸野には後日談がある。服役を終えた昭和五十八年の春、桜が満開の花見の時期に、何の予告もなしに我々の事務所を訪ねて来た。それも沢山の靴を抱えてである。話を聞くと、覚せい剤とは完全に縁を切り、今は真面目に働いているらしい。神戸で安く仕入れたキズモノの靴を大阪や神戸の繁華街の路上で販売して生計を立てているという。素人目には見分けがつかない程度のキズだ。安くするから買ってくれと言うのである。

我々麻薬取締官の月給は、当時あまり高くはなかったので、みんな、すぐにその話に乗った。今では死語になっているが、当時、「京都の着だおれ、大阪の食いだおれ、神戸の履きだおれ」と言われるほど、この三都市には各々特徴があった。

その後、一か月に一回くらいの割合で事務所に現れては靴を売った。根は明るい、商売向きの男だった。外に出て靴底をすり減らすことの多い我々は本当に助かった。当時買った靴のうち、二足を今も大事に履いている。

一〇グラムの行方

焦点は、梅田からの一〇グラムの覚せい剤の行方であった。岸野の供述から、奈良県に居住していた佐々木秋雄という四十四歳の男に十二万円で売られていたことが明らかになった。一〇グラムという量は、私の経験上、覚せい剤中毒者が個人的に使用するために仕入れる量ではない。

密売目的で入手したことは、間違いない。

一回の取引で、岸野は差額の二万円の利益を得ていた。岸野の供述によれば佐々木は極道ではないが、それに近い無為徒食の身であり、我々の言葉で言う「半極道者」であった。

佐々木には過去に覚せい剤の前科があり、身元はすぐに判明した。充分な裏づけ捜査を行い、事実が固まった翌五十五年一月九日、世間では正月気分が抜けきらぬなか、我々捜査第二課のメンバーは、佐々木の逮捕に向かった。

まだ薄暗い早朝に住居を急襲したのだ。佐々木は妻と寝ていたが、起こした時は、我々に踏み込まれたことが理解できずに呆然としていた。だんだん状況を理解し、目に輝きが宿った。我々の「覚せい剤はあるのか」という問いに対して、鷹揚な態度で「知らん」と繰り返した。

そのうち、覚せい剤の中毒症状からかイラついてきて、「あると思うんやったら、捜したらえーがなぁ。でもなあ、出てこんかったら、お前らどう責任取るつもりや」と声を荒らげた。怒気を含んだ声で恫喝《どうかつ》する。もちろん、我々がそのような脅しに怯んだり屈することはない。私も、わざと腹を立てた態度を取った。内心では冷静さを保ちつつ、まくし立てた。

「おぅー、分かった。その代わり出てきたら、どうなるか分かってものを言うとるんやろうなぁ」

相手も完全に逆切れ状態で向かってきた。

「おー、やれ、やれ。やったらええがなぁ」

「そうさせてもらうわ」

我々は、捜索を開始した。

こんなやり取りは、いつものことだ。酷いのになると取締官のちょっとした言動に因縁をつけて暴れたり、暴れないまでも捜査関係者の動揺を誘いミスをさせ、あわよくば逮捕を免れようとするのである。被疑者の言動にいちいち揺さぶられていたら、取締官は務まらない。

三十分ほど経過した時、私は茶ダンスの棚の中のソーサーの上にきちんとかぶせて置かれたコーヒーカップの辺りを捜索していた。

当時の私には、そのような場所に覚せい剤が隠匿されているという感覚はなかった。経験を積み多くの部下を指導する立場になると、ガサ前の打ち合わせの際、私は若い取締官達に「まさかこんな所に覚せい剤を隠しているはずはない、という先入観を持つな。持っているなら捨てろ」と、毎回口が酸っぱくなるほど言ったものだ。恥ずかしながら当時の私には、まだ先入観があった。

「まさかこんな所」とは、例えば米びつの中であったりする。またタンスの引き出しの奥、押入れの棚の下部裏側部分、カーテンの裏側など、日頃あまり目にすることのない場所に、パケに入れられた覚せい剤が、テープなどで貼り付けられているものだ。

私は何気なくカップの一つを手に取って中を覗いた。カップの底には、パケが数袋貼り付けられていた。残りのカップの中も調べてみた。やはり同じようにパケが貼り付けられていた。合計四十袋、量は九グラム強であった。岸野が佐々木に譲り渡した時期から数か月も経過しているにもかかわらず、その量が譲り渡した時の一〇グラムとほとんど変わっていないことから、岸田が譲り渡した覚せい剤ではないことは容易に分かった。別のルートから仕入れたものだ。

覚せい剤は三種類に分類されていた。一つは「一発分」十八袋、もう一つは「ゼロイチ」十三袋。そして「風袋込みイチ」九袋である。「風袋込みイチ」というのは、パケのビニール袋と中味の覚せい剤の量を合わせて、一グラムという意味である。中味の覚せい剤は、実質〇・七から〇・八グラムくらいしか入っていない。これが二万円で売買されるのである。

私は田尾を呼び、隠匿されていた覚せい剤を見せた。田尾は満足そうに頷き、「よくやった」と目で語った。我々は佐々木を呼び、発見した覚せい剤を見せた。

「これはシャブに間違いないな」

田尾が水を向けると、佐々木はこれまでの高圧的な態度が鳴りを潜めた。

「ああ、自分のものですわ。女房は関係ないです」

「これは、売るためのものか」

「そうですわ」

最初は強気に出ていた被疑者も、証拠品となる覚せい剤が発見されるとそれまでの態度を翻し、従順とは言えなくとも、敵意に満ちた発言が鳴りを潜める。現場では、よくある光景である。だからこそ覚せい剤を発見するスピードが、勝負の決め手になる。

簡易試験を行い覚せい剤と確認したのち、佐々木秋雄を覚せい剤の営利目的所持で現行犯逮捕した。佐々木を事務所に連行し、田尾が取調べを担当した。無論、全面自供に追い込んだ。押収したメモなどの関係書類から、半年前から密売を始め、客は延べ約二百五十人にも上ることが判明した。佐々木は密売だけでなく、自ら一部を使用していた。

麻薬中毒者、走る走る

佐々木の取調べが進むなか、次のターゲットを利府泰夫に定めた。利府も相次ぐ関係者の逮捕を知って、いち早く逃走して行方を眩ましていた。

利府という男は、覚せい剤密売を手広く手がけてきた男であることが捜査で判明している。しかも現役の極道でそう簡単に足を洗うタマとも思えなかった。しかし行方は分からず、暗礁に乗り上げていた。

そんななか、一月十六日午後一時頃、一本の電話が入った。梅田の内妻からであった。彼女は内縁の夫との面会の際、我々が利府を捜査していることを聞かされていたのだ。我々に協力して、将来の裁判で夫に対して少しでも情状が良くなればという夫を思う気持ちから、利府の所在を突き止めようと躍起になっていたらしい。努力が実り、利府の逃亡先の電話番号を突き止めて連絡してきたのである。本職の我々も顔負けの執念である。

早速、その電話番号の設置場所を管轄の電報電話局に照会した。住吉区粉浜東之町にある文化住宅（長屋型木造アパート）一階の部屋と判明。住吉区の北端で、軌道電車を走らせる南海電鉄阪堺線と和歌山市行きの電車が走る南海本線との間に挟まれた住宅密集地の一角だ。文化住宅前の道は、車がかろうじて一台通れるかどうかの幅しかない。

このような地理的条件での路上における張込みは、付近住民に不審を抱かせるだけでなく、ひいては利府泰夫に気づかれる可能性があった。そこで我々は、二台の車を使うことにした。文化住宅のある路地の東西の比較的広い道路にそれぞれ車を駐車して、利府がどの方向から戻って来ても、すぐに発見できる態勢で臨んだのだ。

西側は南海本線の側道から、東側は阪堺線の路上からである。そしてついに利府が部屋に出入りする姿を確認した。我々は、翌日の午後、利府泰夫の逮捕状とその部屋に対する捜索差押許可状を裁判所に請求した。我々は令状を携えて、午後七時三十分頃に赴いたが、不在であった。

そこで、前日と同じ態勢で利府の帰りを待つことにした。西側を田尾、私、内藤の三人で、東側を課長、小山、柴山の三人で固めた。一月も半ばを過ぎ、冬の真っ只中で、屋外の温度も零度近い。車の中とはいえ、冷たい風が吹きすさぶなかでの張込みは、相当キツイ。因果な商売であるが、誰一人文句を言う者はいない。皆、利府逮捕に燃えていたからである。

当時、車のエアコンが普及し始めた頃であり、我々の車にもエアコンは装備されていた。だが、張込みがバレるのを防ぐため、エアコンの恩恵はそう滅多に受けられない。

時計の針が午後八時三十分を指そうとする頃、利府が南海本線の側道を南の方向から歩いて戻って来た。我々の車の横を通過し路地に入って行く。その時利府は、自分の所在が捜査機関に突き止められているとは夢にも思わず、辺りを警戒する風もなく堂々としていた。

我々は、すぐに行動を起こした。気づかれないようにそっと後をつけ、利府が住居の玄関口に立ったところで猛ダッシュして近づき、呼び止めた。

「利府やなぁ」

振り返った利府は、怪訝な表情を浮かべて、少し間を置いてこう言った。

「俺は弟の靖やが、兄貴を訪ねて来たんや。あんたらは誰や」

「近麻や」

この弟と名乗る男が、覚せい剤と関わりのない人間であれば、「近麻ってなんや」と訊いてくるはずである。事態を想定してあらかじめ用意していた台詞なのだろう。そして、この危機的状況から如何にして逃れようかと画策していたのだ。その後の利府の突拍子もない行動からそれが裏付けられた。

「分かりました。明るい所に行きましょか」

と言いながら、住居前の路地を東方向に歩き始めた。

「分かった。その先に車を停めているんで来てくれるか」

「はい、そうします」

素直な返答だ。

その時に我々は、利府の思惑に気づくべきだった。我々三人は、いつものように被疑者逃走を想定した態勢で利府を取り囲みつつ移動を開始したが、まさか本当に逃走するとは考えていなかった。

我々が阪堺線の路上に出たところで、利府は一瞬の隙を衝いて、北に向かって突然走り出した。ほかの三名の麻薬取締官が乗っていたもう一台の車が、目の前にあるという位置だった。我々は、大声で口々に「こら待て、おーい止まらんか」などと叫びながら、利府を追った。無論、本当に立ち止まるわけがない。

利府は、手に持っていた週刊誌と紙袋をその場に投げ捨てた。ここで逃がすわけにはいかない。二ブロック先、五、六〇メートルほど先にある西方向に伸びる路地を曲がった。

我々三人は、内藤、私、しんがりに田尾という順で走っていた。偶然か必然か、歳の順である。車に待機していた取締官も後方についていた。追う我々には土地勘がない。また、追われるほうにもなかったと思う。逃走経路は、その場限りのものに思えた。

利府は、さらに斜め北方向に伸びる小路へと入って行った。我々も、必死に追いかけて少しずつ距離を縮めていった。小路に入ってやはり五、六〇メートルくらい進んだ所に、また西方向に曲がる小路があり、利府はそこへ入って行った。この辺りは迷路のように道が入り組んでいた。路地から路地へ素早しっこく逃げ惑う利府。

そんな利府の姿を目で追いながら、私はふと先回りできるのではないかと考え、曲がらずに直進した。一〇メートルくらい先の左手に青空駐車場が目に入ったのでそこに駆け込み、奥に進んだ。

駐車場の周りは、高さ約一メートルのコンクリートブロック塀が設置され、上部には鉄条網が張り巡らされていた。見ると、鉄条網を乗り越えこちら側に来ようとする利府と、その体を摑んで、阻止しようとする内藤との必死の攻防が繰り広げられていた。上着がめくれて、背中の刺青が少し見えていた。

利府が逃げ込んだ路地は行き止まりで、ブロック塀と鉄条網の先には私が入って行った駐車場が広がっていたのだ。利府は素手で鉄条網を摑んでいたので、両手から血を滴らせていた。とにかく逃げ延びようと必死だった。

私は、駐車場側から利府に近づき、逃走経路を遮断したが、その時私も相当息が上がっていた。日頃の不摂生がたたっているのを感じたものだ。酒と煙草の飲みすぎだ。健康も給料のうちと考え、毎日ジョギングをする前の話である。

「分かった。もう逃げへんから離してくれ。ああ手が痛い、いってーえ！」

ようやく逃げ切れないと悟り、利府は喘ぎながら鉄条網に絡んだ手を必死に離そうとしていた。私は一喝した。

「お前が逃げるから、こういうことになるんじゃ、バカタレが。自業自得とちゃうんかい。何をつべこべ言うとるんじゃ」

再度の逃走に注意を払いながら、私と内藤とで利府を駐車場側に立たせて、ブロック塀に力一杯押さえ付けた。そこに少し遅れて小路側から駆けてきた田尾は、息を切らしながら言った。

「利府よお、頼むで。俺を殺す気か。……今回の件は分かっているな。お前を逮捕する」

田尾は午後八時四十分、利府に逮捕状を突き付けて手錠をかけた。

「へぇ、分かりました。もう、限界ですわ。これ以上逃げません。迷惑かけました。すんまへん」

逃走は十分間にも及んだが、とにかく我々は利府に逃げられずに済んだことに安堵した。逃げられていれば、噂はたちまち大阪中の薬物関係者の間を駆け巡り、逮捕時に逃走を図る被疑者が増えたことだろう。それを考えれば、冷や汗が出るような思いであった。

ほかの被疑者同様、利府も自ら覚せい剤を使用していた。普通、覚せい剤を使用していれば走っても体力が続かず、息が上がって逃げ切ることなど不可能である。数十メートルも走ることができればいいほうだ。利府の場合は火事場のバカ力というやつだろうか。逃走中の頭には、「懲役」という文字だけが浮かんでいたのだろう。

捜査の代償は

逮捕時、利府は黒色の小銭入れを後生大事に握っていた。逃走中、捨てようとしたが、捨てる間がなかったという。中味を調べてみると、チリ紙に包まれたガラス製の注射器一式が出てきた。鑑定により注射器からは覚せい剤が検出された。

我々は、利府を住居まで連行して捜索を行った。開始直後、玄関口に近い三畳間に置かれていたステレオ横の整理箱内から、パケ一袋が出てきた。覚せい剤中毒者の一発分にも当たらない量である。

「そんな所にありましたか。ああ、シャブに間違いありませんわ」

利府は、淡々と説明した。

「ほかにシャブが一包あるはずですわ。えーと、どこに置いたかなぁ」

と、しばらく周りを見渡した。

「間違いないんか」

「はい。あ、思い出しました。タンスの中ですわ。一つあるはずです」

その言葉通り、銀紙包みの覚せい剤一包、約〇・四グラムが出てきた。その他、ポリシーラーや上皿天秤、細長いビニール帯、それを裁断したパケなどの関係証拠品が続々と見つかった。

利府が覚せい剤密売に深く関わっていることが裏付けられたのだ。一方、田尾はその捜索を開始した直後、柴山と一緒に、利府を逮捕した現場に戻り、念のためブロック塀の付近を、利府が捨てたものがないかどうか調べた。

田尾は、近くを捜していた柴山を興奮気味に呼んだ。

「おーい、あったでぇ！」

「えー、どこですか」

「この下や」

柴山は、田尾の指し示す場所を覗き見た。駐車場の塀際に停められた車の下のアスファルト上一面に、白色の結晶が散らばっていた。その上にチリ紙包みが転がっていた。ボールペンやブレスレットなども一緒に転がっている。利府と内藤が争っている際に落ちたものだ。柴山は、注意深くそれを開けた。

中から二重になったビニール袋二袋が出てきたが、一袋は、口が開いていた。靴で踏みつけられた跡がついていた。

散らばった覚せい剤をかき集めて鑑定に付した結果、量は約六グラム。人に売るため、即ち営利目的であることは、利府の供述を待つまでもない。

「写真撮っておきますから」

柴山は田尾にそう言いながら、チリ紙包みを発見時の状態に戻して、証拠保全のために撮影した。裁判で争われた場合を想定しての処置である。二人はそれらを利府の住居に持ち帰り、田尾が問い質した。

「このシャブ、駐車場でお前が投げ捨てたもんやな」

利府はその頃にはすっかり落ち着いており、しっかりした声で答えた。

「違います。そのシャブは、パンツのゴムに挟んどったもんです。おそらく、捕まってゴタゴタしている時に落ちたんやと思います。自分のものに間違いありませんわ。ボールペンやブレスレットも俺のものです」

「このシャブは、自分のものと認めるんやな」

「はい。今更ジタバタしても、どうにもなりませんがなぁ」

このやり取りで、この件は落着した。瞬間、全員が胸を撫で下ろした。というのは、このような場面では被疑者は罪を免れるために「知らない。自分のものではない」と言い張るのが常である。無駄な抵抗と知りながら、試みるのである。我々も無駄なエネルギーを費やすことになる。

利府は、逃走の負い目のためか、その後の内藤の取調べには従順で、完全自供した。

利府を連行して事務所に戻った時、内藤がぼそりと言った。

「あいつをパクッた時に鉄条網に引っ掛かって、ジャケットが三箇所ほど裂けちゃったよ」

裂け目を我々に見せた。なるほど無残に裂けている。

「小遣いはたいて、買ったばかりなんだよなぁ。そんな着ていないのに、あー参ったぁ。結構高かったんだけど気に入ってね、奮発したんだけど」

本来なら一種の公傷、公務中の事故に値するが、麻薬取締官事務所には、それを補償する金などない。自前で繕うしかない。同情はするが、よくあることである。

逮捕現場では何が起こるか分からない。これがジャケットでなく、本人やほかの取締官が大怪我でもしていたら、悠長なことは言っていられない。これだけで済んだと思えば安いものなのだ。

逮捕現場では、誰もが過度の緊張を強いられる。だから私の場合は、酒飲み友達と酒場に繰り出しては、気を紛らわせていた。酔いが、それまでの辛いことを忘れさせてくれ、過度の緊張を和らげ、明日の鋭気を養ってくれるのである。酒が飲めない者は、柔・剣道など武道にのめりこんだり、あるいは釣りや囲碁将棋など、自分の趣味に没頭したりと、それぞれの方法でストレスの解消に努めていた。

ついに暴力団組織にガサをかける

利府の供述からは、岸野との関係も判明した。昭和五十四年五月と六月に、岸野が居住していた西成区玉出西二丁目の桜ハイツ四〇五号室の部屋で共謀して、覚せい剤五〇グラムを隠し持っていた事実である。

大掛かりな覚せい剤密売組織壊滅も、そろそろ終盤が近づいていた。次のターゲットは、宇川信嵩であった。宇川の所属するM組は、西成区太子町にある。田尾と私はコンビを組んで、西成区や浪速区を中心として、日頃から覚せい剤密売事犯について情報収集活動を行っていたので、この男の動きを把握することは難しいことではなかった。

これまで密売組織を芋づる式に逮捕できたのは、エスからの情報提供によるものではなく、ほとんどが逮捕した被疑者達の供述によるものであった。この件に関してはすでに一年以上が経過しており、供述内容は新鮮な情報ではない。その情報だけで検挙することは無謀であった。しかし、そこに望みをかけるしかない我々は、地道な聞き込みや裏づけ捜査などを続けた。麻薬取締官本来の捜査と言える。今から思うと、それが結果的に運を呼び込んだのだ。

収集した情報を分析したところ、宇川は、南区高津町にある西條マンション三一〇号室に居住している。風袋込み一グラムのシャブを一万五千円で密売していることが判明した。この住居を急襲すれば、東尾弘一との関係を示す証拠品を発見できる可能性があり、現在も密売行為を繰返しているので、場合によっては新たな覚せい剤の押収も期待できると捜査会議で結論付けられた。

我々は、宇川の住居の捜索差押許可状を裁判所から得て、昭和五十五年二月二十六日午後三時頃、急襲した。真冬だったが、その日は小春日和であった。

部屋に飛び込んできた我々の姿を見た宇川は、声をあげる間もなく取り囲まれて、狼狽した。しかしすぐに体勢を立て直し、普段通りの厚顔無恥な顔に戻った。田尾が宇川に声をかける前に、宇川から一言発した。

「何ですか?」

「宇川信嵩やな。シャブでガサに来た」

続けて令状を見せられた宇川は、突如不審な行動に出た。無論、我々が見逃すはずがない。ズボンの腹部辺りに手を入れ、モジモジし出したのだ。そこで私は、注意深くズボンを脱がせ、下着姿になった宇川のパンツを広げて、上から覗いた。

「やめて下さいよ。恥ずかしいやないですか」

「俺も好んでお前のパンツの中など見たないわ。これも仕事じゃ。邪魔するな」

宇川は、尻を動かしながら、モジモジして、私の行動を邪魔するような素振りをした。しかし丸めた白いチリ紙包みを容易に確認できた。

「お前、やっぱり隠していたんやなぁ。パンツの中に挟まれて入っているものを出さんかい」

返答はない。

「ええっ、おい。何があるんや。シャブやないのか」

そのうち、ゆっくりとパンツの中から白いチリ紙包みを取り出し、コタツの上に放り投げた。包みを手に取り、本人の目の前で慎重に開けてみた。

中から、白色結晶が入った、パケの五倍くらいの大きさのビニール袋一袋と風袋込み一グラムのパケ十三袋、合計十四袋、約二〇グラムの覚せい剤が出てきた。そこで田尾は、宇川に少し高圧的に訊いた。

「これは、何や」

「シャブです。ワシのもんですわ」

「認めるんやな」

「はい。出てきたものは、しょうがおまへん」

午後三時二十分、宇川を現行犯逮捕し事務所に連行した。

二〇グラムという量は明らかに密売目的だ。宇川から任意提出を受けた尿からは、覚せい剤反応が出なかった。その容疑は益々濃厚となった。

しかし東尾弘一とのやり取りを示す証拠品は、何一つ発見されなかった。その後、宇川の所属する M 組の事務所に対する捜索を行うに当たって、管轄の西成警察署防犯捜査係に行き、組事務所内の見取り図を手に入れた。その際、係の村井刑事から、宇川の逮捕状があることを聞かされた。西成区山王二丁目の喫茶「ガロン」で、客に覚せい剤約一〇グラムを十万円で譲り渡したという容疑であった。この件については、いずれ我々の取調べの終了を待って処理することとなった。

その後、ついにM組の事務所に対するガサを行った。しかし、残念なことに、特にめぼしいものは発見できなかった。当時組長は、シャブで長期の服役を余儀なくされていて、シャバにはいなかった。

ここでこの組を壊滅させることができていれば我々にとって大きな収穫であり、麻薬撲滅へ向けて大きな一歩となったのだろうが、敵もさるもの、簡単に馬脚を現さない。あとは宇川の供述にかかっている。

難航する現役極道への取調べ

宇川は情報通り、西成区を舞台に派手に覚せい剤密売を行っていた。担当したのは私であったが、宇川の煮えきらない態度から、取調べは難航した。やはり現役の極道は口が堅い。そんなことは承知のうえで、取調べに臨んだつもりなのだが――。

第一日目の取調べが始まった。

「所持していた覚せい剤は、どのような目的で持っていたんか」

「使うために持っとった」

「売るために所持してたんではないんか」

「いいや。売るためやない」

「それなら、お前の尿からなぜシャブの反応が出ないんや。その理由を聞かせてもらおうか」

宇川は刺すような目で、私を睨んだ。

「そやから、これから使おうと思って持っていたんや。まだ一度も使ってないだけや」

「使用する目的なら、十四袋に小分けされているんはなんでや」

「使い易いように小分けしただけのことじゃ」

「ならなぜ、一〇グラムのシャブ一袋と小分けされたシャブ十三袋なんや。売るために持っていたとしか考えられんがなあ」

「いざという時に、使い易くするためや」

「今まで何回となくシャブを使うチャンスがありながら、どうして使ってないんや」

「何回言えばええんじゃ。これから使うつもりだったんじゃ」

「お前なあ、押収したシャブが何グラムあったのか知っているんか」

「量は聞いて知っとるよ。二〇グラムくらいあったんやろ」

「お前、考えてみい。二〇グラムが個人で使用する量か。誰が聞いても、お前の言うとることはおかしいと思うで」

「人がどう思おうと、ワシには関係ないわい」

「仮に、その量を自分で使うとする。一発分を〇・〇五グラムとして、一日一回使用していたら、使い切るまでに何日かかるか、お前分かるか」

「一週間やそこらの量やないんは、ワシにも分かるわ」

「ざっと計算すると、四百日かかる。一年ちょっとじゃ。そんな長期間持ち続けていれば、シャブも湿って使い物にならなくなるで」

「それは、ワシの勝手や」

「なんで、そこまで言い張るんや」

「言い張ってないわい。本当のことを言うとるまでや」

「使用目的と営利目的じゃ懲役に影響してくるから、それで言えんのか」

「そんなこたあない」

「だったら、売るために持っていたと言ったらどうや」

「事実と違うことは言われへん」

どう攻めても埒が明かない。こういう時は質問の角度を変える。

「なるほどな……。ところで、このシャブは、いつ、誰から手に入れたんか」

――沈黙。

「なぜ言えない。人のこととなると、だんまりか」

――沈黙。

「ええ加減にしたらどうや。我々も、お前のことをよく調べもせずにガサに行ったと思うか」

宇川は押し黙ったままただ腕を組んで、じっと目を伏せている。

「都合が悪くなると、だんまりかい」

「ワシも極道として体を張っている以上、口が裂けても、人のことは言えん」

「けどな、シャブを持っていた以上、誰かから手に入れたのは間違いないやろ。組のことやそこの人間のことを洗いざらい喋れと言うとるんではない。ネタ元のことだけや」

「ネタ元」とは、シャブの入手先のことだ。

「分かりました。話しますわ。一週間前、家の近所を歩いている時にこれまで見たことも会ったこともない男が、シャブ買わんかと声を掛けてきた。それで買うたんです」

「アホぬかせ。見たこともない赤の他人が、お前だったらシャブを買ってくれるとどうして分かるんじゃ？　おい。お前がシャブ中に見えたからか？　お前の体にシャブは入ってなかったのに、シャブ中に見えるはずはないと思うで」

「それが本当やから、しゃあない」

「お前の言う『本当』の根拠はどこにあるんや。検事や裁判官、いや誰が聞いても納得できることが真実と違うんか。お前が一人で真実やとほざいているだけやろう。そんなもん真実とは言わん。それを嘘というんじゃ。何とか言うたらどうや」

——再び沈黙。

「お前も、可哀相な男やなぁ。自分のしたことも正直に話せんのやからなぁ」

こんなやり取りが一日中続いた。宇川は、都合が悪くなれば、だんまりを決め込む。攻め込まれると、誰が聞いても嘘と分かることを、滔々《とうとう》と並べる。そんな愚にもつかない供述を聞き、生来短気な私はハラワタが煮えくり返っていた。しかし、ここが我慢のしどころである。

供述を覆すために、ここで東尾弘一の件を持ち出すのは簡単だったが、時期尚早と判断した。なぜなら宇川は油断しているのだ。我々が彼の供述を崩すだけの証拠を握っていないと高を括っている。「出てきた覚せい剤は使用目的だ」と繰り返し、密売を否認している。

そこで勾留期限が近づいた頃、「お前、バイしたことないわけやから、客がいるはずないよなぁ」と、東尾弘一の件を切り札として持ち出すのだ。こいつらは、一体どこまで知っているんだ、と不気味に感じるだろう。さすがの宇川も最後のどんでん返しに動揺して、否認を無意味に感じ、密売事実を認めざるを得ない状況に追い込まれる。一瞬にして立場が逆転するのだ。ただし、使うタイミングを間違えば、折角の切り札も無意味なものになりかねない。それゆえに慎重にタイミングを図っていた。

毎日繰り返される押し問答、宇川の供述に変化は認められなかった。第一回目の十日間の勾留満期が近づいても、同じ状況であった。そこで担当の検事と相談し、十日間の勾留延長を決めた。

その後私は、宇川に「いい加減にさらさんかい。つまらんことをグタグタと並べやがって。男ならはっきりせい」とか、「どうせお前が黙っていても、いずれ営利目的所持で起訴されることになる。お前は現役の極道であるうえに、このまま否認を続けていたら、裁判で裁判官がお前が起訴された事実を真実と認定して、いずれ長い懲役を言い渡されることになる。素人の一・五倍やで。そんなことは極道のお前にはよく分かっていると思うけどなあ。お前が長い懲役を受けて刑務所に行くのは、俺には一切関係ない。刑務所に行ってしんどいのはお前や。まぁ、せいぜい頑張るんやなぁ」と大声で怒鳴りつけたり、脅したりした。しかし暖簾に腕押し、その道に生きる男だけあって多少の事では動揺しない。

その勾留も満期に近づいたある日、私はついに、これまで宇川に一言も話さなかった東尾弘一の件を持ち出してみた。すると宇川は、驚きの表情を浮かべ、これまでは挑むかのように私に向けていた目を急にそらした。態度が一変したのだ。私は、「どうや！」という気持ちで、勝ち誇った顔を、わざと宇川に見せつけた。

宇川も、私がなぜここまで強く出てきたかという理由を察したらしく、ようやく自分に勝ち目がないことを悟った。それからは何を訊いても、これまで以上のダンマリ状態であった。いわゆる否認である。私はまくし立てた。

「東尾弘一という男を知っているよな」

「知らないのか。おかしいなぁ。向こうではお前のことをよく知っていると言っとるぞ」

「知っているとなぜ言わない？」

「お前、知っていると言えば、次に俺が何を訊いてくるのか分かっているから、何も言えないのやろ」

「ここまできてなんで黙っているんや。おい、いい加減にせんかい」

「黙っているなら、ずーっと黙とったらええ。お前が喋ろうが、喋ろうまいが、今回のシャブの件が起訴されたら、こっちは、東尾弘一の件でお前を必ず再逮捕する。せいぜい首を洗って待っとれ」

「お前も、極道なら極道らしくしたらどうや。バレたらバレたで仕方ないのと違うんか？　ここまで頑張った気持ちは、俺もよう分かる。もう充分過ぎるくらいや。黙っていても埒が明かんし、お前がこれから益々不利になるだけやで。いい加減にあっさりしたらどうだ。お前自身、そんなことはよく分かっとるやろう」

その後も一方的に私が喋り、宇川が否認を続けた。全面的否認に近い状態であったが、焦りはなかった。すでに勝負はついていたからだ。私は午前九時頃から午後九時頃まで、日曜日を除いた毎日、取調べを行った。

密売組織の壊滅

当時は現在と違って、被疑者に事務所で昼食や夕食をとらせていた。私は、昼食や夕食は被疑者と一緒に食べ、そこでいろいろと雑談をしながら、お互いの心を通わせることに努めた。もちろん、それは被疑者の心の内を把握するためでもあった。現在は、四十八時間だけであるが、留置場から持たされた官弁を被疑者に食べさせ、夜間も取調べが必要であれば、午後四時半頃、いったん身柄を留置場に戻し、被疑者に夕食をとらせた後、また留置場から連れ出して、事務所で取り調べる。夜間の取調べは、被疑者の人権を考慮して、大体午後九時頃までを目処にしている。

私は、被疑者の煮え切らない態度に業を煮やすと、ある方法を取っていた。それは、「お茶」を与えないのである。取調べ開始時や昼食・夕食時を除いて、一切与えなかった。被疑者は、取調べを受けていると喉が渇いてくるらしく、途中何回かお茶を要求してくるものだ。食事以外で被疑者にお茶を出さなければならないという規定はない。

「お前は、事実を認めようとしない。しかしその一方でお茶をくれと言う。自分の義務を果たさずに、権利だけを主張するのはおかしいのと違うか。そう思わんか」

その都度、私はそう言ってお茶の提供を拒否して追い込んだ。それに対して被疑者は腹を立てながら、「あんたは、酷い人や。もういい」と吐き捨て、ぐっと我慢する。

取調べに立ち会っていた同僚の芝山が、取調べ終了後、被疑者に同情してこう言ったこともある。

「そこまでしなくても、いいんじゃないか」

私は当時、被疑者が真実を話すまでは、決して自分の信念、やり方を曲げないと決めていた。否認を続ける被疑者に対しては、「お前」と呼び捨てにし、机を激しく叩くなどしながら、耳元で大声を出して責め立てるようなこともした。我ながら厳しい取調べだった。このようなやり方は、今考えれば決していい方法であったとは言えない。反省しなければならない点である。ただ、被疑者が必死であったように、私も必死だったのだ。

ある日、宇川はついに口を開いた。

「ワシも、よう考えた。今更黙っていても、どうせ起訴されるに決まっとる。分かった。話すことにするわ」

「……聞こうか。ただし、ええ加減なことは言うなよ」

「ワシが話せるんは、ワシに関係したことだけや」

「それは、逮捕された時のシャブや東尾弘一とのシャブの件を言うとるのか」

「そうや。自分のしたことやから、自分で責任を取る。ただしワシが誰からシャブを手に入れていたのか、とにかく他人のことについては、口が裂けても一切言えん。ワシはこれからも極道として生きていくつもりや。あんたに何もかもペラペラと喋ったとなったら、今後その道では生きていけん。それさえ分かってもらえるなら、話す」

「そうは言うても、こっちも、『ハイ分かりました』と言えんことくらい、お前もよく知っとるはずや。今後ネタ元についても厳しく追及していくから、その覚悟でおれ」

「分かった」

こんなやり取りの後、宇川は、まず逮捕時に押収したシャブについて語り始めた。内容をかいつまんで記すと、このようになる。

――小分けされたパケは、情報にあった通り、一万五千円で売買していたものであった。そのシャブを訪ねて来た客に売った後の残りが、十三袋。パケ売りのシャブは、一〇グラムくらいが入っていた大きなビニール袋のシャブから、手持ち分が少なくなった時点で、その都度小分けしていた。逮捕の数日前に、三〇グラムを三十万円で入手し、それを少しずつ小分けしながら密売して、最終的に約二〇グラムが残った。

もし我々にそのシャブを押収されていなかったら、その後数日ですべて捌いていただろう。残りの売り上げは、三十五万円にはなっていた。そこから仕入れ代金（二〇グラム分は二十万円）

を差し引くと、十五万円の儲けが得られる――

ネタ元に関しては頑として口を割らなかったが、概ね覚せい剤密売を認める供述を行った。東尾弘一とのシャブの件についても、同様の供述を行い、認めた。一回の取引で、宇川は五万円の利益を得ていた。その後宇川は、逮捕時の営利目的による覚せい剤所持や東尾弘一に対する覚せい剤譲渡の二件で、大阪地方検察庁から起訴された。

結局、M組の壊滅までには結びつかなかった。私は宇川という男の自分の生き方を通す部分に若干の共感を覚えながら、悔しさも噛み締めていた。だが田尾から、「残念ではあるが、ほぼ一連の覚せい剤密売組織を壊滅し、ほぼその全容を解明することができたじゃないか」と声をかけられ自分を納得させた。昭和五十五年三月一九日、この宇川は起訴され、これをもって事件は一応の終息を見たのである。

振り返ってみれば、現役の極道三人、未成年者二人を入れたこれまでの逮捕者とそれらの者から派生した検挙者を含めると、合計十九人を逮捕したわけだ。被疑者達にとっては、年貢の納め時ということだったのだろう。しかしこれで我々の仕事が終わったわけではない。一つの事件の終息は、また新たな始まりの一歩に過ぎない。

この事件に取り組んでいる間に、別の覚せい剤密売に関する新たな情報が次々に飛び込んできていた。その対応にも毎日追われていたので、実に目まぐるしい日々であった。我々は、忙し過ぎることなどいちいち気にも留めず、一所懸命にただ目の前の事件を解決することに努めた。

一本の電話から、事件解明に到るまでに、実に約一年強という長い時間を要した。この一連の事件は、私の三十六年間に及ぶ麻薬取締官人生の中でも、最も思い出深い大きな事件の一つである。

その後、薬物事情の変遷を如実に象徴するような事件が次から次へと発生し、我々はそれに敢然と闘いを挑んでいくのである。

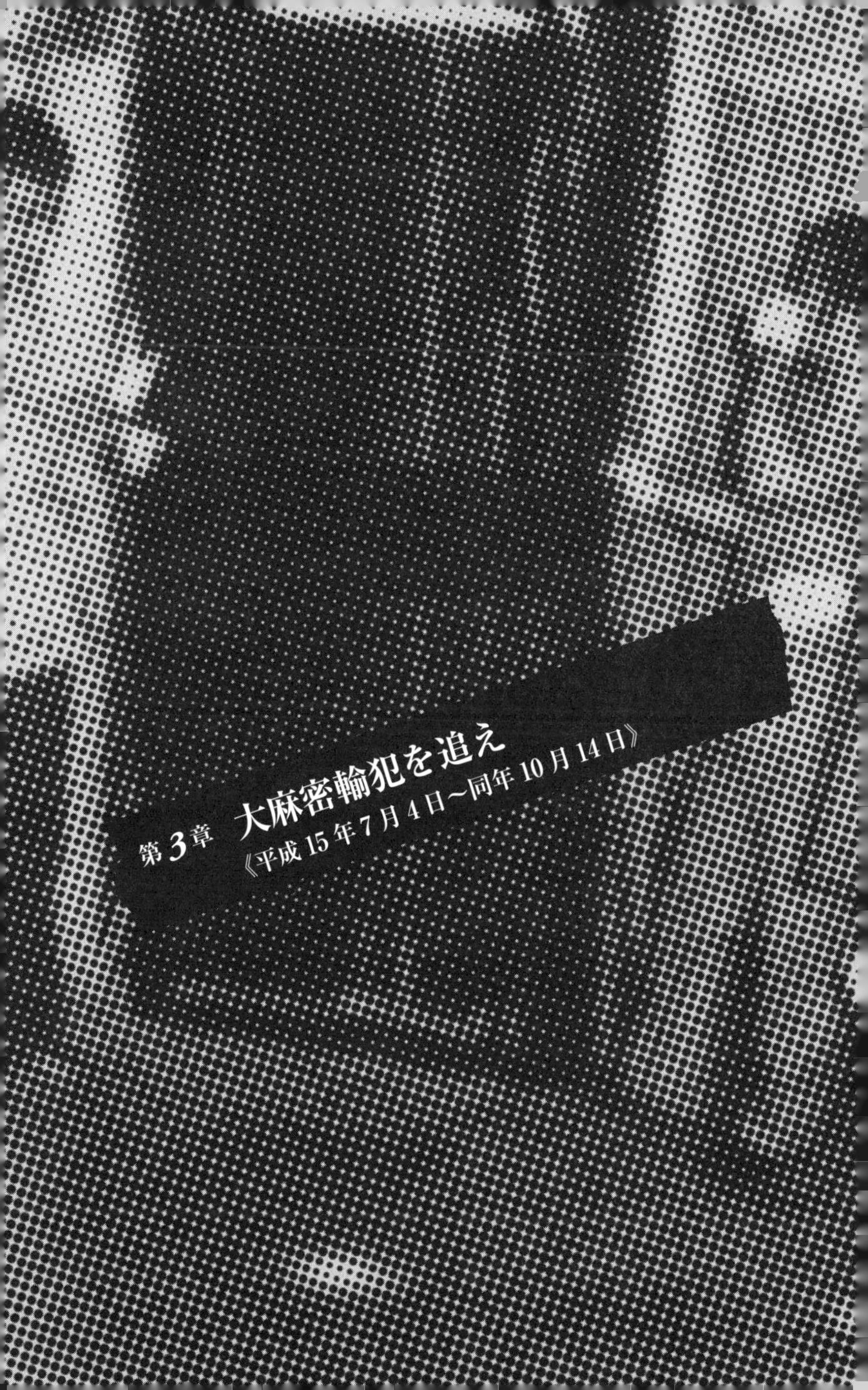

第3章　大麻密輸犯を追え

《平成15年7月4日〜同年10月14日》

大麻郵便物の謎――麻薬Gメン・税関職員合同チーム

今回ご紹介するのは、ブラジル人二名による国際郵便物を利用した、複数回にわたる大麻密輸入事件である。マンションの空き部屋の郵便受けを利用し、架空の人物名を使うという、実に巧妙な手口であった。平成十六年、日本テレビ系の「スーパーテレビ情報最前線　実録！　深夜の大都会　麻薬Gメン　激闘365日」という番組で放映された事件だ。

大麻は、「大麻取締法」で規定されている薬物で、所持、栽培、譲受、譲渡、輸出入が禁止されている。その罰則には、「大麻をみだりに栽培、又は本邦に輸入した者は、七年以下の懲役に処する。営利目的の場合には、十年以下の懲役に処し、又は情状により十年以下の懲役及び三百万円以下の罰金に処する」とある。

更に、「大麻をみだりに所持し、譲り受け、又は譲り渡した者は、五年以下の懲役に処する」とある。覚せい剤の所持や輸入などに比べると、罰則は比較的緩やかであるが、だからといって決して侮れない違法行為だ。

興味深いことに大麻取締法には、覚せい剤などとは違って、使用を罰する規定がない。いわゆる「使用罪」がないのである。しかし、大麻を吸煙すれば当然逮捕される。我々は、大麻を吸煙している者を「大麻を所持している」という事実で逮捕するのである。

大麻取締法が制定されたのは昭和二十五年だが、当時、今日のように大麻が頻繁に吸煙されるとは想定されていなかった。また大麻取締法には、「大麻草の種子を除く」とある。この法律の網の目をくぐって、外国から種子を輸入し自宅で栽培、見つかって逮捕される事件が、現在も全国各地で発生している。

輸入した大麻種子を販売するケースも見られるが、この場合販売者は、購入者が栽培目的で購入したことを暗に知っているだけで、栽培の幇助《ほうじょ》罪で逮捕される。いずれにしろ、大麻種子が法律の規定外だとしても、捜査関係者は何らかの法的手段を用いて、そのような輩を取り締まるのである。

一般の人は、日頃大麻を目にする機会がないので、どんな物か想像がつかないかもしれない。私は、薬物撲滅などの講演に招かれると、大麻の外見についてこう話している。「大麻にも形態はいろいろありますが、一般的に大麻と呼ばれるものは、タバコの葉の中に少し緑茶を混ぜたような緑っぽいものをイメージしていただければいいかと思います」。実際、経験から言ってもその表現はそうズレてはいないはずだ。これはいわゆるマリファナで、紙で巻いて大麻タバコとして吸煙する。他に、大麻樹脂を固めた板チョコのような色や形のハシッシュなどがある。その外見から中毒者の間では「チョコ」とも呼ばれる。

大麻の成分であるテトラヒドロカンナビノール（THC）は強い幻覚作用をもたらすと言われている。大麻を吸煙すると、ゆったりとした開放的な気分となり、幸福感、陶酔感に包まれる。さらに、視界に入る物の色や形が鮮明にきれいに見える、音楽を聴くと全身で感じる、体がフワフワと宙に浮かぶような感じになる、脈絡のない考えが次々と浮かんでは消えるなどの体験をする。過量摂取すれば、興奮、不安、幻視、幻聴、妄想、錯乱などが現れる。

即ち大麻は、比較的弱いながらも精神毒性を有し、長期間の摂取により精神障害、いわゆる「大麻精神病」を発症する危険性がある。発症すれば、談話中や歩行中に突発的に錯乱状態や朦朧《もうろう》状態に陥る。また、物事に対する関心が薄くなり、自発性、思考能力も低下して行動が遅くなる「無動機症候群」を引き起こす——。

平成十五年七月四日、季節は盛夏を迎えていた。その日、厚生労働省近畿厚生局麻薬取締部の捜査第一課長として勤務していた私のもとに、一本の電話が入った。

財務省に所属する大阪税関監視部検察第三部門という捜査部門の統括審理官、本村達男からで、大麻密輸事件の合同捜査の申し入れであった。——ブラジルから郵便で大麻が密輸入されてきた。三三グラムという少ない量だが合同で捜査を行いたい。ついては七月七日、東京税関成田支署から事件が移送されてくるので、その日、打ち合わせを行いたい——という。

私は、税関からの通報を、当時私の補佐であった山口久雄に早速伝えた。

山口久雄は、当時三十六歳、中背のがっちりした体格の割に甘い雰囲気があるハンサムな男だ。捜査に対する情熱は人一倍強く、加えて明るく話し上手で、人を惹きつける魅力がある。現在も捜査の第一線で活躍している有能な麻薬取締官である。今回の捜査で中心を担う人物の一人だ。

高卒で入所し、その当時は調査室という庶務課に配属されていたが、捜査の手腕を買われて情報官室に配属され、私と机を並べたこともある。その後私は初めての転勤生活に入るが、その先々で山口の捜査手腕を漏れ聞くに及び、頼もしい存在になったと喜びを覚えたものである。

平成十一年に古巣の大阪に戻ってきて山口と再会し、半年後、私は彼が所属する捜査第一課の課長になり、再び彼とコンビを組むことになった。そんななかで起きた事件がこの大麻密輸事件だ。

合同捜査を組む税関と、その職員についても少し触れておこう。

税関は、ご存知の通り外国から入ってくる物品に税金をかける、いわゆる関税を徴収する行政機関である。そこに勤務するのが、財務省に所属する税関職員だ。厚生労働省に所属する我々麻薬取締官とは、組織が別だ。電話を掛けてきた本村の統括審理官という役職は、他官庁で言えば課長に当たる。

税関職員は、麻薬取締官や警察官のような司法警察員とは違って、逮捕権を持たない。したがって、犯罪現場で犯罪を認知した場合のみ現行犯逮捕できる、「私人逮捕」という一般人と同じ権限しかない。

つまり、税関職員だけでは事件を捜査して犯人を検挙することができないのだ。それゆえ、我々麻薬取締官や警察官と合同で捜査に当たる。彼らの世界では、捜査行為を「捜査」ではなく、「調査」と呼んでいる。

だが大麻は輸入禁制品であり、税関が所管する関税法の違反物件に当たる。事件の証拠収集のため、彼等だけで被疑者の住居や着衣、所持品等に対する捜索差押許可状を地方裁判所に請求し、発付が得られれば捜索し、必要に応じて証拠品の差押えもできる。

七月七日午後、私と山口は阪神高速道路大阪港線を利用して、事務所から車で二十分ほどの大阪税関に出かけて行った。我々が監視部の部屋に入っていくと、これまで一緒に捜査したことのある顔見知りもいた。我々は、本村統括とその補佐、霧島武雄と早速打合せを開始した。

彼等と合同捜査を組むのは初めてだったが、これまで大阪税関とはいくつもの合同捜査を行っていたので、話はスムーズに進行した。

事件の詳細な内容は、七月二日、東京税関が新東京国際空港（一般には成田空港と呼ばれているが）の外国郵便出張所の職員から、ブラジル連邦共和国から送られてきた航空通常郵便物の呈示を受けた。その際、麻薬探知犬による検査を実施。結果、麻薬犬は郵便物を前足で掻く顕著な反応を示し、引続きエックス線検査機にかけたところ、通常の郵便物には見られない濃淡のある陰影が認められた。

不正な薬物が隠匿されている嫌疑が濃厚になった。しかし、個人間の信書は、嫌疑が濃厚であっても、直ちに開封して検査をすることは法律上できないことになっている。そこで東京税関は、管轄の佐倉簡易裁判所に郵便物の差押許可状を請求し、郵便物を差押えて開封した。

すると中から、二つ折りにされた絵葉書が出てきた。その間に挟まれていたのは、透明なビニールラップに包まれた茶褐色の乾燥した植物片である。大麻であった。量は、約三三グラム。

郵便物の名宛人は、

氏名　GISELE　WATANABE
住所　シガケン　タカシマグン　アドガワチョウ
ニシユルグイ　〇〇〇―〇
AKUNESU　ADOGAWA　AP　806

差出人は、
氏名　PAULO　TANAKA

住所　　ブラジル連邦サンパウロ市

であった。

宛先が大阪税関の管轄するエリアであったことから、東京税関は、大阪税関に事件の通報をしてきたという。事件説明の後、今後我々麻薬取締官と大阪税関職員とで合同捜査を行い、事犯解明に努めることが確認され、捜査の幕が切って落とされた。

私は「ＣＤ捜査」を活用して受取人を逮捕できないものかと提案したが、ブツが少量のうえに事件の背後に暴力団の存在がうかがえない。言い換えると、組織性を帯びているとは考えにくい状況であった。税関サイドも、一時ＣＤ捜査を検討したものの、そのような理由で断念せざるを得ない経緯があった。

捜査のスタート時点では、郵便物を利用した、ありがちな大麻密輸事件であると思われた。が、後の捜査から、同じ手口の新たな密輸入が次々と発覚してくる。捜査開始時点では約三三グラムというわずかな量であったが、結局、最終的に押収した量は、合計二〇〇グラム近くに膨れあがったのだ。

謎の受取人を追え

一番の問題は、その大麻を受け取る人物が〝実在〟するかどうかであった。GISELE WATANABEが偽名だとして、果たして今後の捜査で真の受取人を炙り出すことができるのか。できなければ、三三グラムの大麻は宙に浮き、事件解明は不可能になる。事件と被疑者がつながらない、我々の世界で言う「首なし事件」だ。闇に潜む被疑者を、表の世界に引きずり出して処罰することができないままに捜査を終わらせることになる。捜査機関と被疑者との闘いが、まさにこれから始まろうとしていた。

我々は、まず配達先が実在するかどうかを調べた。すると、「シガケン タカシマグン アドガワチョウ」は、「滋賀県高島郡安雲川町」として実在していたが、「ニシユルグイ」という地名は見当たらなかった。そこで、「ニシユルグイ」というのは、「西万木」（ニシユルギ）ではないかとあたりをつけた。後はその地区に、「AKUNESU ADOGAWA AP」というマンションが存在するかどうかである。捜査を進め、マンションの存在を突き止めた。では、その八〇六号室にGISELE WATANABEという人物が居住しているのか。翌日から、捜査官と税関職員が、足を使って人物の洗い出しを行うという、捜査の基本中の基本が開始されたのである。

その前に、我が捜査第一課のメンバーを紹介しよう。

課長の私を筆頭に六名の捜査官で構成されている。私の補佐役は、前述した山口久雄である。藤沢秀信、奥田憲雄、野口義男と続き、末席は秋葉邦之。この四名は、今回私が地元に戻って来て、初めてチームを組んだ面々である。

藤沢秀信は事務官で、当時三十四歳、地元大阪出身で中肉中背、私と同じ酒好きであったが、おっとりしていてあまり感情を表に出すタイプではなく、どちらかというと寡黙な男である。それは酒が入っても変わらなかった。

奥田憲雄は、当時三十二歳、一八〇センチを超える長身で、筋骨隆々。普通の人が持ち上げられないような重いバーベルをいとも簡単に持ち上げる。薬学部出身で、関東信越厚生局麻薬取締部横浜分室に採用にされ、約十年間勤務した後、近畿厚生局に転勤してきた若手のホープだ。

野口義男も薬学部出身で、当時二十八歳、中背の肥満体だが大学時代は柔道部に所属しており黒帯の有段者だ。東海北陸厚生局麻薬取締部に採用にされ、彼もまた近畿厚生局に転勤してきた。人なつこいが、見かけによらず押しが利く男である。

秋葉邦之は、当時二十五歳、中肉中背、彼も山口に劣らずすっきりと整った顔立ちだ。大阪市立大学法学部を卒業し、近畿厚生局麻薬取締部に採用された。庶務関係を約三年間こなし、捜査第一課に配属されてきたピカピカの新人だ。

彼等は、私にとっては頼もしい部下であり、同時に有能な捜査官である。

一方、検察第三部門は、統括審理官の本村達男を筆頭に、補佐役の霧島武雄、それに若い二名の審理官で構成されていた。この霧島武雄は、中肉中背であまり特徴のない男であるが、三十歳代半ばであるにもかかわらず、見事にはげあがっていたことが印象に残っている。仕事は精力的で、何事にも動じない、理知的な雰囲気を漂わせていた。

翌日、私は藤沢、奥田の二名と税関の若い職員を、郵便物の配達先であるアクネス安曇川に派遣した。結果、マンションは確認できたものの、八〇六号室の窓にはカーテンもなければ、電力メーターも完全に停止しており、居住の形跡はまったくうかがわれなかった。

町役場や周辺の不動産会社などに聞き込みを行うと、この年の三月初めまで、事件とは無関係と思われる日本人男性が住んでいたが、現在は空室だと確認された。つまり、東京税関が押収した郵便物は、押収されずに通関していれば、空き部屋の郵便受けに配達されていたことになる。

予想してはいたが、早くも暗礁に乗り上げてしまった。報告を受けた私は、「首なし事件」になる可能性が強まったのを感じていた。彼等には引続き聞込みを続けるように指示したが、有力な情報は得られなかった。

しかし、突破口はあった。周辺の不動産会社「松九」から、アクネス安曇川に隣接する会社に多数の日系ブラジル人が働いているという情報を掴んでいたのだ。さらにその不動産会社は、様々な会社で働く百人くらいの日系ブラジル人を把握しており、彼等を、付近に点在するマンションに住まわせるための契約の仲介をしているという。

念のため、会社が把握している付近居住の日系ブラジル人名簿を借り受けた。そこには、各人の顔写真が添付されている。今後の捜査の展開次第では、役に立つはずだ。

十日、私はさらなる突破口を見つけようと、アクネス安曇川の管理人に聞込みを行うため、山口、税関の霧島等とともに、車で出かけていった。

安曇川町は、琵琶湖の西側に位置する長閑《のどか》な田舎町だ。シーズンには、水泳客で賑わうために琵琶湖を取り巻く道路は交通渋滞が随所で起こり、大阪から辿り着くのは至難の業である。「こりゃ、ひでえな」とハンドルを握る山口が呟き、後頭部を掻きむしった。

シーズンオフなら、一時間少々で着く。しかし夏場は、二時間以上の車の旅となる。「今後この町を訪れるたびに、ひどい交通渋滞に遭遇するのか」と思うと、うんざりさせられたものである。

町の中央に位置するアクネス安曇川に赴き、建物のすぐ左手にある管理人室とその向かい側近くの集合郵便受けの位置をいち早く見て取った。私はまず、件の八〇六号室の郵便受けをじっと観察した。

郵便受けは、どこにでもある何の変哲もないものだった。居住者を示すものは一切見られず、中にはチラシが詰め込まれており、その状況が語るのは、八〇六号室が空き部屋であるということだけであった。

私は、八〇六号室をこの目で確認するため、一人エレベーターで八階の部屋の前に行き、しばらくそこに佇んだ。これから先、この八〇六号室が事件にどう関わってくるのか、あるいは、単に密輸の道具にされただけなのか、などの考えが浮かんでは消え、堂々巡りしていた。

気を取り直し、階下に降りて管理人室を訪ねた。管理人は、六十代の女性だった。住込みではなく隣町から車で通っているという。突然の我々の訪問にも気さくに応じてくれた。

私は、彼女に警察手帳を呈示し身分を名乗ってから「私達は、税関と合同で密輸入事件を捜査しているんですが、八〇六号室は、現在誰も住んでおらんようですね」と確認した。管理人は、「密輸入事件」という言葉を聞いて大体の察しがついたのか、訝《いぶか》しげな顔も見せずに話し始めた。

「八〇六号室に住んでらした方は、今年の三月の初めに退去されとりますね。その後に入居者はいてないです。せやから私は、八〇六号の郵便受けを時々開けては、チラシを取り除いてたんですよ。でも、これまでに郵便物が入っとったことは一度もなかったねえ」

「実はですね、八〇六号室宛てのブラジルからの郵便物に大麻が入っていたことが分かって捜査してるんですわ」

「へぇ、ブラジルから……。このマンションは四十八部屋あるんですが、そのうちの十一部屋には、日系ブラジル人が住んでますけど」

「その中に、ジゼル・ワタナベとか、パウロ・タナカという名前の人がいませんか」

「そんな名前の人はおらんですねえ」

「そうですか……。じゃあ、その二つの名前に記憶はありませんか」

「ないねえ、残念やけど」

では一体、誰が受け取ることになっていたのか。

私は管理人に、「今後、八〇六号室に郵便物が送られてくることはないと思いますが、時々で結構ですから郵便受けを覗いて見てくれませんか。何かあれば、この山口に電話して下さい。お願いしますわ」と言い残し、その場を離れた。

右足を引きずる長身の男

翌十一日、我々は今後どのように捜査を進めていくべきか頭を悩ませていた。受取人がどのような人物なのか未だほとんど手掛かりがない。マンション周辺に在住する日系ブラジル人らしいことは推測できたが、しらみ潰しに当たるのは不可能だ。効率的にも時間的にも無理だし、何より、捜査の手が伸びていることを受取人に知られてしまう。こういう時は、事件のほうが動き出すのを待つしかない。

すると午後四時三十分頃、事務所に一本の電話が入った。電話を受けた山口は、何やら深刻そうに話を始めた。しばらくすると彼の端正な横顔から徐々に緊張が解け、表情が和らいだのが見て取れた。

山口は受話器を置いて、明るい声で課の全員に言った。

「例の管理人からや。今日の昼間、八〇六号室の郵便受けを覗いている外国人風の男を見かけたらしい」

課のみんなが注目し、口々に「おおっ」と感嘆の声が出た。山口は、私に向き直って続けた。

「後で郵便受けを確認してみると、外国からの郵便物が入っとったそうです。現在保管してくれているというので、今からすぐに行くと伝えたら、時間が時間なので自宅まで来て欲しいとのことでした」

この瞬間、私は事件が動き出したことを肌で感じた。我々は、早速大阪税関の霧島に連絡を入れ、管理人の話の内容と、その郵便物を早速受領してくることを伝え、私、山口、奥田の三人で急行したのである。

管理人の住居に辿り着いたのは、陽も落ちかけた午後六時半を過ぎた頃であった。昼でもないのに蝉の鳴き声がせわしなく響き、まだ日中の熱気が辺りに残っていた。山口は、まず管理人にねぎらいの言葉をかけて事情聴取を始めた。

「入居者がいてない八〇六号室の郵便受けには、施錠してなかったんやけど、あなた方が来た後は、用心のために南京錠で鍵をかけるようにしたんです。

午後三時頃やったか、管理人室から出ると、外国人の男がおりまして郵便受けに手を入れて、必死に何か取り出そうとしてました。

ウチに気づいた男は、怪しまれたと感じたんか、手を引っこ抜いて立ち去って行きました。あなた方から話を聞いていたので気になって、管理人室から鍵を取ってきて開けてみたら、チラシ数枚と郵便物が入ってましてね。郵便物の宛名がローマ字だったもんで、ああ、外国からのもんやなと思いました。すぐに、あなた方が言っていたものやないかとピンときまして。元の場所に戻しておくと、男が戻って来て取って行くんやないかと心配で、ウチが保管したんです」

山口はちらっと私に視線をよこした。私は軽くうなずいて質問を続けるよう促した。

「なるほど。男は、どんな体格でした?」

「そうやねえ……。大柄やったけど、痩せとったねえ」

「大柄というと、一八〇センチくらいはありますか」

「それくらいやったと思いますよ」

「その他に目立った特徴は？」

「髪は、確か黒くて、長くも短くもないねえ。目が大きくて、鼻筋が通った男前でした。顔色ですか？　うーん、憶えてないわ。あっ、そうそう。口髭を生やしてましたよ。ウチには、三十代に見えたけどね」

「何故、外国人やと思われました？」

「日本人とは、顔立ちも雰囲気も全然違ってるもの」

「外国人ということは、ブラジル人やないですか」

「この辺りには、日系ブラジル人が沢山住んでますからねえ。普段目にするその人達と同じ雰囲気やったから、間違いないでしょう」

「他に目立った特徴はありませんでしたか」

「目立った特徴ねえ……。あぁ、左か右、どっちかの足を引きずってました。まあとにかく、このマンションの住人ではないことは確かやね」

「彼を見たんは、その一回だけですか」

「これまでにはありませんね。……でもね、続きがあってね。その男は、しばらくしてまたやって来たんですよ。ウチが管理人室前の通路で作業してた時、今度は近寄って来まして。時間ですか？　午後四時二十分頃やったわ。

八〇六号室の郵便受け辺りを指しながら、『ここを開けましたか？』と日本語で訊いてくるんで、『いや、知らんよ』と、とぼけました。そしたら何も言わずに、もう一度郵便受けの中を覗いて去って行きました」
「郵便受けの中がよほど気になったんやなあ。ところで郵便物は？」
「あぁ、あなた方に連絡してから、物騒な物を管理人室に置いておくのも何やと思いまして、持ち帰ったんですよ。ちょっと待って下さいね。今、持って来ますから」
管理人は、郵便物を手にして戻って来て差し出した。受け取った山口は、しばらく観察してから私に手渡した。郵便物は、全体に少し膨らみがあるものの、見た目ほどの重量感はない。手紙が数枚入っているものとは明らかに違うと、その感触から感じられた。
表書きには、ローマ字が書かれており、消印の、「ブラジル」という文字が一際大きく目に飛び込んできた。形態や状況などから、東京税関で押収されたものとほぼ同一の郵便物である。
名宛人は、
氏名　ＰＡＵＬＯ　ＴＡＮＡＫＡ
住所　シガケン　タカシマグン　アドガワチョウ
　　　ニシユルグイ　〇〇〇―〇
　　　ＡＫＵＮＥＳＵ　ＡＤＯＧＡＷＡ　ＡＰ　８０６
差出人は、
氏名　ＧＩＳＥＬＥ　ＷＡＴＡＮＡＢＥ
住所　ブラジル連邦サンパウロ市
とある。驚いたことに、今度は名宛人と差出人の名前が逆転していた。この事実が意味するのは、郵便物に記された名前は偽名であるということだ。

「我々に提出してくれますか」と問うと、管理人は「こんな物騒なもの、どうぞどうぞ持って帰ってください」と何度もうなずいた。我々は郵便物を事務所に持ち帰った。

水泳客の車で渋滞する帰りの道中、私は、これまでの状況を思い出しながら、今後の捜査について一人感慨に耽《ふけ》っていた。この郵便物の受取人は、空き部屋の郵便受けを使っていることといい、偽名といい、捜査機関に検挙されるのをかなり警戒している。手ごわい相手に違いない。

さらにこの安雲川町やその近辺、いや滋賀県内にいるあまたの日系ブラジル人の中から、管理人の証言だけを頼りに、これといった特徴が浮かび上がってこない被疑者をどう見つけ出せばいいのか……。捜査の先に微かな光明を見出せた喜びとは裏腹に、正直なところ私は憂うつになる一方であった。

だが、これまで気配さえうかがわせなかった被疑者像が、今回の件で微かではあるが、浮かび上がってきたのだ。受取人が日系ブラジル人であることも、これではっきりした。加えて、ひょっとすると、不動産会社「松九」から借り受けた名簿から、被疑者が割り出せるかも知れないという淡い期待も抱いていた。

持ち帰った郵便物は郵便信書で所有者が不明であり、開封して中味が大麻かどうか鑑定する必要がある。翌日、鑑定処分許可状という令状を大阪地方裁判所に請求、発付を得て令状を添付し、鑑定官に鑑定嘱託した。

私は、東京税関が差押えた郵便物と中味の形態が同様かどうかを確認するために立ち会った。鑑定官によって慎重に取り出された物は、全体的に膨らみを帯び、透明な粘着テープで止められた二つ折りの白い紙であった。東京税関で差押えられた郵便物とは包み紙に違いがあるものの、形態はほぼ同一だ。

紙を開披すると、粘着テープで止められた透明なビニールのラップ包みが出てきた。中身は茶褐色の植物片一包み。約二八グラムの大麻であった。

浮かび上がってきた一人の男

七月十五日、夏真っ盛りの蒸し暑い昼間、私は逸《はや》る気持ちを押さえながら、山口久雄と税関職員二名とともに、渋滞のなか、アクネス安曇川に向けて車を走らせていた。再び管理人を訪ねたのだ。

「度々申しわけありません。実は今日、不動産会社から借りてきた名簿の写真の中に、この前管理人さんが見かけたブラジル人がいないかと思いましてね。見て頂けますか」

「いいですよ。でも、ちょっと見ただけなんで、分かるかどうか……」

「いやいや、気にせずに気楽に」

しばらくページをめくっていた管理人は、あるページの写真に目を留め、首を傾げた。私は察して、「この前の男が、いましたか」と声を掛けた。すると彼女は、「自信ないんやけど、こんな感じの男やったかねえ。ひょっとしたら、間違っているかもしれませんけど」と、ある男の写真を指した。私は、指し示された写真の下の欄に書かれている名前と住所を確認し、目をみはった。

滋賀県高島郡安曇川町中央○丁目○番地の○

洛北安曇川シティマンション一〇七号

セリノ・パウロ

その時私は、「パウロ」という名前に心躍らせていたのである。これまでの二通の郵便物の名宛人や受取人に使われていた名前の一部だったからだ。「この写真の男が、八〇六号室の郵便受けに投函されていた大麻入りの郵便物を取りに来た男に間違いないなら……」。私は写真に見入った。

セリノ・パウロが、事件に関わっている可能性は濃厚だ。だが、管理人の供述がもう一つはっきりしないことが気がかりではあった。あとはセリノ・パウロと管理人が話してくれた男の特徴とが、合致するかどうかが焦点である。

その時、一つの考えが閃《ひらめ》いた。防犯カメラだ。

「防犯カメラありますか？　このマンションに設置されていないですか？」

「はあ、ありますよ。三台設置されてますけど」

「ほんまですかっ！」

そう都合よく防犯カメラが設置されていると思わなかっただけに勢い込んだ。

「三台のうちの一台は、郵便受けのほうに向けて設置されてるんです。あっ、でも、ウチが足を引きずって歩く男を見かけた日には、撮ってないわぁ」

「何でですか?」

「その時期、ちょうど防犯カメラが壊れてましてね、撮ってないいんですよ。ええ、申しわけないんやけど、その日の映像はないいんです」

「くっ」と、鳩尾《みぞおち》あたりにパンチを入れられたような声が出そうになる。

「まあ、仕方ないですね……。なら、それ以前の映像は残ってませんか」

「ええ、残ってると思います」

「では、申しわけありませんが貸して頂けませんか。分析してみますので」

管理人は安心したようにうなずいた。

我々は挨拶もそこそこに管理人室を飛び出すと、一路、安曇川町役場に車を走らせた。足早に市民課の中の外国人登録係に行き、捜査関係事項照会書という文書でセリノ・パウロの外国人登録原票の呈示を求めた。

町役場の職員は事務的な手続きを行ったが、その間待ち続ける我々は、心の中で、「早くしてくれ、頼む!」と叫んでいた。たった数分間が、途方もなく長く感じられた。今から思えば、やはり相当焦っていたのだ。職員が差し出した原票を私は引っ手繰るように取り、男の身上に目を走らせた。

国　籍　ブラジル連邦共和国
氏　名　CELINO　PAULO　CESAR
生年月日　一九六八年七月二日生　三十五歳
住　所　滋賀県高島郡安曇川町中央○丁目○番地の○

洛北安曇川シティマンション一〇七号
申請時の勤務先　有限会社テクノ・アガタ
注意して原票を見ると、別欄には妻として、「CELINO　GISELE　NAKATSUKASA」と記載されていた。この名前を見て私は、益々セリノ・パウロ・セザルという人物が二件の大麻密輸入事件に深く関与しているとの確信を強めた。セリノの妻の名前の一部「GISELE」も、やはり二通の郵便物の名宛人、あるいは受取人として使われていたからである。
ようやく一人の有力な被疑者の全貌が浮かび上がってきた。
我々はすぐに、判明したセリノの住所に出かけていったが、予想通りすでに空室であった。今度は、受取人の所在を突き止めるという大きな壁が、目の前に立ちはだかった。やっとここまで辿り着いたがそこにまた壁がある。私はしばらくその場に佇み、茫然自失としていた。頭の中で、今後どう捜査を進めていけばいいのか、という問いが反響していた。
午後七時頃、我々は重い足取りで事務所に戻った。戻っても、一向に気持ちが晴れず、心の底に重いしこりとなって残っていた。私は、セリノの写真をじーっと見ながら、「お前はどこにいるんや」と心の中で問いかけていると、写真のセリノは、「逮捕できるものならしてみろ」とでも言いた気に、嗤《わら》いかけているように感じられた。こいつをどうやって光の下へ引っ張り出し、逮捕すればよいのか。手は尽くしているが糸口が見当たらない。捜査においては、状況に任せて事件が動くのをじっと「待つ」ということも非常に重要だ。だが、それは大きな忍耐力を要求される。
いつもなら私は真っ直ぐ帰宅し、妻と夕食をともにする。たとえ何時になろうと、妻は夕食に手をつけずに私の帰りを待っていてくれる。酒が主食の我が家の夕食には米粒が一切出ず、食卓にはつまみが並び、二人で晩酌するのが日課というか、生活パターンである。こんなことが、何十年続いていているだろう。

しかしその日は、どうしても直接家に帰る気になれず、晴れない気持ちを紛らわせるために、帰り道の京阪電鉄天満橋駅のビル内にある、京都伏見のある酒造会社が直営する行きつけの焼鳥屋の暖簾をくぐって、いつも注文するとても美味い生原酒を湯水の如く飲んだ。

捜査が予想以上の成果を挙げた時や、忙しい毎日が続くなかで時間的に少し余裕があり、課の皆に息抜きが必要だと感じた時など、皆を誘って事務所近辺の居酒屋などに飲みに出かけていたものだが、その日は、そんな気持ちにはなれなかった。一人になりたかったのだ。

普段なら好物の皮や砂ずりを肴にコップで三杯も飲めばほろ酔い気分になるが、一向に酔いが回らない。だから酒をグイグイ口に運ぶのであるが、重いしこりは消えるどころか膨張し、現場の苦い状況が蘇るばかりであった。閉店間際までいてようやく家路についた。

翌朝は当然二日酔いだ。冷たいシャワーを浴びて、心身をシャッキとさせてから出勤した。

私は、受取人の所在を突き止める一端になればと思い、セリノ・パウロ・セザルの前科を調べるように部下に命じた。すると、平成十一年に暴行・窃盗の疑いで長野県大町警察署に逮捕され、同年、松本簡易裁判所において、罰金十万円の判決を言い渡されていることが判明したが、所在には何ら結びつかなかった。

また、管理人から借り受けた録画機器は、この日から二週間ほどかけて、精査を行った。それに取り組んだのは、長身で筋骨隆々の奥田である。こういう地道な作業が大きな実を結ぶことがある。体力とともに気力も麻薬取締官には必要な要素だ。後に判明することであるが、七月四日の深夜、セリノがエントランスホールに立ち寄り、郵便受けを覗いている映像が三十秒間だけ写っていた。この七月四日は、東京税関で大麻入りの郵便物が押収されていなかった場合、アクネス安曇川に配達されていたであろう時期と一致する。

謎の人物、ウエノ・テルミ

十八日、私は、聞き漏らしや新たな情報がないか確認するため、山口、奥田の両名と大阪税関の職員二名を再度、不動産会社「松九」に派遣し、聞込みに当たらせた。

結果、洛北安曇川シティマンション一〇七号室は、有限会社テクノ・アガタと入居契約を結んでおり、セリノ・パウロとウエノ・テルミという男が一緒に住んでいたが、本年六月三十日、有限会社テクノ・アガタから解約の申し出があり、契約期間は、七月三十一日までとなっている新事実が判明。

すでに空室だが、この時点で契約は継続していた。そして何者かは不明であるが、新たな人物、ウエノ・テルミがここに浮上してきたのである。

そこで私は、これまでの捜査経緯から、空室の郵便受けを利用した二度にわたる大麻密輸入事件は、セリノ・パウロ・セザルという男が引き起こしたものと考え、七月二十二日、逮捕状と、空室だが、外国人登録原票で住所となっていた洛北安曇川シティマンション一〇七号室および着衣所持品に対する捜索差押許可状を、大阪地方裁判所に請求し、発付を得た。

「申請時の勤務先」である有限会社テクノ・アガタに、セリノはすでに働いていないと推測しつつも、何らかのアクションを起こさざるを得ない閉塞状況にあったのだ。私は、現状打破のためには、手がかりが得られる可能性が少しでもあれば、当たって砕けろだと考えていた。そして逮捕状を取ることで、課員全員の志気を高める狙いもあった。

二十三日、我々捜査第一課のメンバー全員は、検察第三部門の霧島他三名とともに、有限会社テクノ・アガタに出かけて行き、代表取締役に面会を求めた。大人数で出かけたのは、万が一、セリノがそこで働いていた場合を想定してのことである。

「お宅に、セリノ・パウロ・セザルという男が働いていますか」

「セリノ・パウロ……ああ、セリノ君ですか。今は働いていませんが、ここで働いていましたよ。日本語があまり分からんみたいやったね」

「そうですか……」

予想した返答であった。一縷《いちる》の望みをかけて乗り込んだが、物事はそう都合よく進むものではない。私は質問を続け、どういう経緯からこの会社で働くことになったのか訊ねた。

「去年の十一月六日でしたか、簡単な面接をして即日採用ですわ。当社の日系ブラジル人向けの求人広告を見て応募してきたと言ってました。翌日から、安曇川町三尾里にあるタルタン株式会社の安曇川工場に派遣しましたが、無断欠勤やら遅刻やら、とにかく勤務態度が悪かったんで、人員削減の際に解雇を通知したら、二十七日に自主退社しましたわ。採用した時には、洛北安曇川シティマンションの一〇七号室を提供しています」

「現在どこに住んでいるのか、知りませんか」

「辞めた後のことまでは、我々には分かりません」

「そうですか……」

セリノの足取りは完全に途絶えたかに見える。しかし、不動産会社から得た情報で浮上した、ウエノという人物から何か摑めるはずだと我々は確信していた。

「セリノには同居人がいたようですね」

「ええ、彼に入ってもらった部屋には、すでにウエノ・テルミという日系ブラジル人が住んでいましたので」

不動産会社の情報通りだ。

「ウエノ・テルミという名前だけ聞くと、日本人のようですね」

「日系ブラジル人に間違いないですよ。セリノ君よりは、多少日本語ができましたけど」

「ウエノがどんな男か、詳しくお話していただけませんか」

「背が高く痩せ型で……。髪は黒く、髭を生やしていて、年は確か、三十四歳でした」

「身長はどれくらいでしょうか」

「一八〇センチくらいはあったんとちゃいますか。ウエノ君はセリノ君と違って勤務態度が真面目やったんで、今回の人員削減では草津工場に派遣先を変更して、引続き勤務してもらってます。ウエノ君は、洛北安曇川シティマンション一〇七号室を引き払って、現在は滋賀県の草津のほうに移り住んでますよ」

そこは、群馬県の草津と同じ名称であるが、温泉場ではなく、草津競馬場で有名な町だ。

「彼の写真、ありませんか」

「入社する時に撮った写真が、確かあるはずですよ」

こうして我々は、会社が提出してくれた写真を手に入れた。バイクのヘルメットを被った正面向きの写真であった。

「ウエノの現在の詳しい住所は、分かりませんか」

「正確な住所までは分かりません」

だが、ウエノの現在の状況が摑めた以上、捜査すれば必ず判明する。私が今後の捜査の進め方を考えていると、代表取締役が、ふと思い出したようにぽつりと漏らした。

「あぁ、それからですね、ウエノ君は草津工場での勤務を始めて間もなく、バイクでこけて足を骨折しまして。一週間ほど休ませてくれということでね」

足の骨折――。私は他の二名を見た。山口はハッとして視線を返し、霧島はしきりに頭頂部あたりを撫でて考え込んでいる。勢い込んで私は訊ねた。

「どっちの足を？」

「左足やったかな……いや右足ですね。私が付き添って病院まで行きまして、現在治療中です。足が、どうかしたんですか？」

「いえ、事件の捜査で、片足を引きずって歩く容疑者が浮上してきているんですが、ひょっとしたら、と思いまして。大変貴重なお話を聞かせて頂き、本当にありがとうございました。このことは、何分にも内密に願います」

「あっ、ああ、分かりました」

我々は大きな思い違いをしていたらしい。アクネス安曇川に現れた、背が高く痩せ型で足を引きずる男は、セリノではなく、ウエノだったのではないか。つまり、アクネス安曇川の管理人は、我々の差し出した不動産会社の名簿からウエノと間違えてセリノを指し示したのだ。だとすれば、何という偶然だろう。百人近いリストから、よくセリノを指したものだと感心する。セリノとウエノの顔と体つきが似ていたということも幸運であった。捜査には、こうしたツキが味方することがある。

いずれにしろ、会社側の何気ない話から、この事件は大きな前進を見るのである。

そしてようやく役者が揃った

私は、有限会社テクノ・アガタから聞いた内容の裏づけのため、秋葉とともにウエノが通院する病院に出かけて行った。そして山口は、大阪税関霧島とその若い部下一名とともにアクネス安曇川に向かった。管理人に入手した写真を呈示して、目撃した、足を引きずって歩く男がこのウエノ・テルミかどうかを確認させるように指示したのだ。

我々は、病院へ到着すると早速、ウエノの担当医師との面会を求め、事情を訊いた。

「先生は、以前通院したウエノ・テルミという男をご存知ですね」

「ええ、もちろん。私が彼を診察したんですから」

「ウエノは、どういう事情でこの病院に来たんでしょう」

医師は、手に持ったウエノのカルテを見ながら答えた。

「今年の七月十二日に足の痛みを訴えて来院しています。七月十日に傍のバイクが突然倒れてきて、右足に当たったという話でした。

診断すると、右第三、四、五中足骨が骨折していました。痛み止めの薬とシップ剤を出して、本人には踵《かかと》での歩行は大丈夫だと伝えています。健康保険証を持っていないと言うんで、自費扱いとして治療費一万四千七百五円を支払って貰ってますね。

その後は、十五日に来院したので、この時はシップ包帯の処置をしました。その三日後にも来院し、右下腿足部をギブスと包帯で固定しています。計三回の受診ですか。ちなみに次回の受診予定日は、八月一日の午前十一時となっていますね」

「なるほど。ところで、彼はこの病院には初めて通院したんでしょうか」

「いえ、前にも一回来ています。平成十二年の八月二十八日ですね。左眼窩骨折、左眼球打撲などで受診しています。本人の話では、よそ見をしていてつまずいた拍子に、顔面をアスファルトに派手に打ちつけたらしいです」

「分かりました。ウエノの住所など、教えて頂きたいのですが」

「本人から聞いたものですから、正確かどうかは分かりませんが」

「はい、もちろん結構です」

「カルテによれば、名前は、漢字で上野照美、住所は、滋賀県草津市平井○丁目○番○号　コーポアサガオ三○二号です。携帯の番号は、○九○…ですね。彼が何か……」

「はい。今我々は、大麻の密輸入事件を追っておりますが、どうもそれに深く関与していると思われます。まだはっきりしたわけではありません。今日のことは本人には内密に、くれぐれもよろしくお願いします」

病院を辞去して、私はすぐに山口に電話を入れ、病院で得た情報を伝えた。そして、写真での面通しの結果を訊いた。

「どうだった?」

「結構深くヘルメットを被っていますんで、結局のところ『判明できず』ですわ。この男やないって言うんですよ」

「違うと言うてるのか」

「はい、もう仕方ないですね。この写真はこれが限界なんで」

「分かった、ご苦労さん。とにかくウエノ・テルミの身元を安曇川町役場に当たってくれんか。その後で事務所に引き上げてくれ。我々も、現場を見てから引き上げるから」

アクネス安曇川の管理人は、目撃した足を引きずって歩く男が、写真に写っているウエノではないと話しているという。しかし、背格好はもちろん、聞込みで判明したウエノが右足を骨折している事実と、管理人が目撃した男が歩く際に右足を引きずっていた事実とが合致している点を考えれば、ウエノ・テルミであることはほぼ間違いない。

セリノについても、二通の郵便物に、本人の名前の一部や妻の名前が使われている点を考えると、事件への関与は間違いない。ちなみに、本名の一部を使うようなリスクを背負った理由は、郵便物が誤って他人の手に渡った時、自分のものと主張するためだろう。

いずれにしろ、この二人が、共謀して密輸を敢行したと考えるのが自然である。私は、まずはウエノの写真を新たに撮り直す必要があると判断し、翌日から張込み捜査をかけようと考えた。

とにもかくにも、これでやっと役者が揃った。

ついに被疑者を囲い込む

その後山口等は、直ちにウエノが以前居住していた安曇川町の役場に車を走らせ、身上関係の割出しをした。

結果、

氏名　UENO　EDMAR　TERUMI
住所　洛北安曇川シティマンション一〇七号室
国籍　ブラジル連邦共和国
生年月日　一九六九年四月二十日生　三十四歳

と判明。私は、山口から携帯電話で報告を受け、次の行動を起こした。

ウエノが居住するコーポアサガオ三〇二号への内偵捜査である。私は、逸る気持ちを抑えて、車を走らせた。このマンションのある平井は、JR東海道本線草津駅の北西約六〇〇メートルに位置し、一丁目から五丁目まである。

このマンションのあるエリアはごくありふれた住宅街だ。その一角に、マンションは建っていた。どこにでもある三階建ての普通のマンションであった。東側の幾分広い道に接して建てられており、問題の部屋は東側寄りで、裏窓が南側に向いている。

一階には、東側に出入口がある食肉加工会社が入居し、その角を回り込むように北側に細い路地が走っており、路地を入ってすぐ左手に、住人用の階段が設置されていた。階段の左右に一部屋ずつあり、問題の部屋は、最上階に上がった左手に位置していた。玄関先まで足を忍ばせて行き、扉ごしに中の様子をうかがったところ、室内に人のいる気配を感じた。

内偵捜査で判明したことは、マンションの北側の路地から出てくる人や車を、少し離れた所から見ることは可能だが、問題の部屋の玄関口そのものを監視することは、住宅密集地という地理的条件から、不可能ということであった。

そこで我々は、南側のベランダと、マンションから出てくる路地付近の両方を監視できる位置として、マンション東側路上の少し南寄りの場所を張込みの定点とし、そこからまず裏窓を張り込んでみた。

その日も気温は三十四度を超え、うだるような暑さであった。そのせいか裏窓は開け放たれており、柵には、毛布かシーツのようなものが干されているのが見て取れた。私は大音量の蝉の鳴き声を聞きながら、この状況から、ウエノの在室を確信していた。

裏を取るために、翌日の七月二十四日から、定点からの張込みを行わせることにして、その場を離れた。事務所近くに戻って来た時、マナーモードを解除した私の携帯電話の呼び出し音が突然車内に鳴り響いた。何か進展があったのかと、携帯電話を取り出して液晶画面を確認すると、妻からであった。すぐに電話に出た。

仕事に追われ、二日ほど自宅に戻れない状態が続いていたので、それを心配して電話をしてきたのだろうか。

「俺、俺、もしもし」

すると、「明日、結婚記念日の旅行に行く予定になっているけど、大丈夫？」と、意表を突かれた。ちなみに結婚記念日は、七月三十日である。私は、咄嗟に頭を回転させたが、明日の仕事の予定はすでに決まっており、加えて事件が重要な局面を迎えていたこともあったので、悪いと思いつつ、「分からん。帰られへんかも知れん。明日早いから」と返答した。

「折角楽しみにしていたのに……」

「だけど、帰られへんもんは帰られへん。明日の朝は、ちょっと早いんやて」

「分かったわ、仕方ないわね。近いうちに必ず休みを取って……」

「うん、うん、うん、はい」

通話を終えた私は、誰に言うでもなく呟いた。

「携帯電話は、いらんなぁ。もう何か監視されとるみたいで……」と。困ったことにこの時のやり取りが、「スーパーテレビ　実録！　深夜の大都会　麻薬Gメン　激闘365日」の中の一シーンとして放映されたのである。

真夏の張込み捜査

私は翌日、藤沢と秋葉、税関の職員にウエノの住居を張り込ませ、居住している人物を確認するとともに、ウエノの正面の顔写真を撮影するよう命じた。その日、彼等は朝早くに出かけて行った。彼等がこれから大変な思いをするのに、課長というだけでのんびり楽をするというのは、部下に対して申しわけない。私も朝早く起き、「ご苦労さん。頑張ってくれ」と言葉をかけて送り出した。

その日もうだるような暑さであったが、彼等はそんななかで、張込み現場に駐車した車の中から監視を続け、望遠レンズ付きのビデオカメラで、裏窓を中心に撮影したのである。付近の住人やウエノ本人に、張込みを感づかれないようにエンジンを切り、窓を締め切った状態で張り込む。たちまち車内は灼熱地獄となり、彼等は、想像を絶する暑さと闘うことになる。真冬はまったく逆の状態で、今度は寒さとの闘いだ。

彼等は、コンビニ弁当を食べながら額に汗し、首に巻いたタオルで汗を拭いつつ、一瞬も目を離すことになく一点を見つめ続ける。それは緊張の連続である。場を離れるのは、トイレに立つ時くらいだ。この時だけは外気に触れて、その涼しさに一時の開放感に満たされる。

我々はこんな時、「何でこんな因果な職業を選んだのだろうか」と悲しくもなる。しかし、「自分が希望して選んだのだ、まあ仕方がないか」と自分に言い聞かせて不満をなだめるしかない。とかく辛くて嫌なことの多い仕事ではあるが、大仰に言えば、「俺達がやらなければ、誰がやる」という一種の使命感のようなものが、辛い現場仕事の際も支えになった。この何ともし難い暑さ・寒さに耐えることは、捜査をする者の、言わば宿命である。

この日は、ウエノと思われる男がマンションから出て来て、松葉杖をつきながら、近くの空き地の駐車場に停めていた車に行き、車内から何かを取り出す場面に一回遭遇した。それ以外、裏の窓側辺りをうろうろする上半身裸の姿を数回確認しただけで、特にめぼしい動きは見られなかった。側面の姿を撮影できたものの、私が期待していたものではなかったので、翌日も張込みを続行させることにした。

収穫といえば、肉眼でウエノと思われる男の存在を確認したことと、使用する車が、滋賀ナンバーの白色の国産車であることくらいであった。張込みは、ビデオ撮影が難しくなる午後八時近くまで続けられた。彼等にとっては、長い一日であったと思う。

翌日も同じメンバーで張込みを行った。この日は、大きな収穫があった。昨日と同様、午前十時四十分頃から、ウエノと思われる男が下着姿で、開け放たれた裏窓辺りをうろうろする姿を捉えただけだったので、昨日と同じ状況が続くかと思われた。ところが、約十分後、ついに決定的な場面が訪れたのである。

ウエノと思われる男は、右手にタバコらしきものを持ちながら裏窓に現れ、そこへ腰掛けてふかし始めた。のちにその映像を見た私は、吸い方などから、そのタバコらしきものは、紙に巻かれた大麻タバコだと確信した。

男はこれまでは側面しか姿を晒《さら》さなかったが、急に何を思ったのか外の様子を観察するような仕草で、藤沢等が張り込んでいる南の方向に顔を向け、しばらく佇んだ。当然、彼等はそれを見逃さず、ビデオカメラに収めることに成功した。この映像が、この後事件を動かすことになる。

その時の藤沢と秋葉の会話を再現してみる。二人は、同時に声をあげた。

「おー、出てきた。タバコを吸ってるぞ」

秋葉が、運転席に急遽座った藤沢に向かって言った。

「できるだけ近くまで車をゆっくり動かして下さい。もっとアップの映像を撮りますから」

それに応えて藤沢が、マンション方向に車をゆっくりと移動させた。秋葉は、必死にカメラを操作した。マンション近辺で、ついに鮮明な影像の撮影に成功した秋葉は、「ハイ、いいですよ」と藤沢に伝えると、藤沢は、一言「よし、行くぞ」と応じて、その場からすばやく離れた。

藤沢が、事務所の私に電話を寄越してきた。

「今、ビデオ撮影に成功しました。どうしましょうか」

「ご苦労さん。疲れているところすまんが、これからその映像を持って、アクネス安曇川の管理人の所に行って、郵便受けを覗いていた男かどうか確認させてくれ」

二人は安曇川町に向けて、車を走らせた。草津市と安曇川町とは、琵琶湖を挟んで向い側にあり、混んでいなければ、名神高速道路を使って一時間ちょっとの距離だ。この日も、琵琶湖岸の道路は、水泳客の車で相当混雑していたはずで、いつもより時間がかかっただろう。

私のもとに報告が届いたのは、午後二時近くであった。

「ビデオを見てもらったところ、間違いないということです」

「よし！　これで決まりだなあ。本当にご苦労さん。昼飯、まだなんやろう。ゆっくりして、それから帰って来てくれたらいい」

私は傍にいた山口をはじめ、奥田、野口に結果を伝えた。皆の顔には安堵の表情が広がっていった。

だが、依然としてセリノの行方が分からなかった。その後も所在捜査を続けたが、どこに消えたのか、どう調べても所在が摑めない。

八月五日、最後の詰めとして、アクネス安曇川の防犯ビデオに撮影されていた男と、七月二十五日の張込みで撮影したウエノを第三者に確認してもらう必要性を常々感じていた私は、山口に、セリノとウエノ両名をよく知る有限会社テクノ・アガタの代表取締役に、二つの映像を見てもらって割り出しを行うように指示した。

早速、山口と奥田の二人は、税関の霧島達と出かけていった。我々が提供した映像を見た代表取締役は、開口一番、次のように話したという。

「マンションの郵便受けの辺りに写っている男は、セリノですわ。それから、ベランダ辺りに座っている男は、ウエノです。間違いありません。これまで何回も見た顔やから、見間違うことは絶対にありませんよ」

山口等は顔を見合わせた。そしてこう質問した。

「セリノの所在が、依然として不明でしてね。どうしたらええもんかと困っているんです」

「我々も、その後本人が何処で働いているのか、噂にも聞いておらんもので、分かりかねますね。もし何か耳にすることがあったら、連絡させてもらいます」

「藁をも摑む心境なんです。何かありましたら、よろしくお願いします」

山口は深々と頭を下げてそう言った。

セリノの所在を突き止める

その後も我々は、セリノの捜査に全力を尽くしたが、やはり所在は不明であった。そんななか、八月十一日にセリノの所在に関する情報が飛び込んできた。情報を提供してくれたのは、有限会社テクノ・アガタの人材課長であった。この時も、事件のほうが動いてくれた。もちろんそれは、やるべき捜査をきちんとやったうえでの話である。

昼前に一本の電話が、事務所にいた山口宛に掛かってきた。山口は、目の前の私にその旨を報告して、すぐに会いに出かけると言う。やや上気した顔に興奮が見て取れた。私も、やっとセリノの尻尾を捕まえられると期待を持った。

山口は大阪税関に連絡を取り、野口を連れて、いつものメンバーである霧島達と出かけて行った。その結果を、今か今かと事務所で待っていた私のもとに、三時間後に山口から電話が入った。

「どうやった?」

「課長さんの話によれば、最近、セリノが南彦根の大正セラミック工場で働いているという話を聞いたということです。確かめたわけではないんで、本当かどうかは分からないと言うてます。あくまでも噂やと……」

「分かった。とにかくその会社に直当《じかあ》たりするしかないなぁ。今日は戻って来てくれ」

「直当たり」とは、直接その対象に聞込みをかけるという捜査関係者の間で使われている隠語だ。

私は戻って来た彼等と、直当たりの妥当性について意見を交わした。大方の意見として、そうしなければいつまで経っても道が開けず、前進もない。だが、場合によっては相手を逃亡させることにもなりかねないので、慎重に事を進めようという方向で落ち着いた。私も、そう決断を下した。もちろん、税関サイドからも異論はなかった。

早速、大正セラミック工場の所在地を調べた結果、滋賀県彦根市清崎にある大正セラミック株式会社彦根事業所であることが判明。翌日、同じメンバーに直当たりをさせることにした。

彦根市には、江戸末期、桜田門外の変で水戸藩士に暗殺された彦根藩主・井伊直弼の居城があり、彦根城は全国的にも有名だ。琵琶湖の東岸に位置し、草津市よりも東寄りにあり、草津市と彦根市との間は、名神高速道路を利用すれば簡単に行き来できる。直線距離にして四〇キロメートル強である。

翌日、山口一行は、大正セラミック株式会社彦根事業所に出かけて行き、人事担当者に聞込みをかけた。

「セリノ・パウロ・セザルというブラジル人について、お聞きしたいんですが」

「彼が、何か?」

「……彼は、ここで働いてるんですね？」

「そうですが」

ついに捕まえた——。内心色めきだったたが、誰も表情には出さなかった。

「実は、彼が大麻の密輸事件に関係してるという容疑がありまして」

「彼が、ですか」

人の良さそうな顔に驚きの表情を浮かべた担当者は、その場を離れ、しばらくしてセリノの人事記録を取ってきた。

「ところで、どんなことをお答えすればええんでしょうか」

「まず、いつからここで働いていますか」

「えーっと、今年の七月二日からですわ」

「彼は、今どこに住んでいますか」

「ちょっと待って下さい。えーっと……。あぁ。彦根市西沼波町にある山波第三マンションのA号棟三〇五号室とありますね。ここからやと車で十五分ほどです。何人かのブラジル人の同僚と車を相乗りして通っているようです」

「彼の勤務状況はどうでしょうか」

「まあ普通です。彼には夜勤をしてもらってます」

「何時から何時までですか」

「夜の九時から翌朝六時までの勤務です」

「分かりました。このことは内密にお願いします」

山口一行は会社を辞去した後、事務所で待機していた私に報告を入れ、その足で山波第三マンションに向かった。

そのマンションは、ＪＲ彦根駅から大阪方面に一駅行った彦根口という駅の東側で、名神高速道路に挟まれたエリアに位置しており、彦根市郊外の閑静な住宅街の一角にあった。

二棟が横並びになっており、どちらも五階建てで、問題のマンションは奥のほうにあった。何処にでも見られる構造の建物で、ちょうど、昔ながらの市営住宅を想像して頂けばいい。

手前の一号室から六号室まであって、二部屋の間には内階段が、合計三個設置されていた。問題の部屋は、真ん中の階段を上がった右手にあり、玄関口には、表札の類は一切見られない。一階の階段口の壁に設置された集合郵便受けの三〇五も同様であった。その日はそのまま張込み態勢に入り、真ん中の階段口を、少し離れたマンション内の敷地に停めた車内から監視し続けた。セリノが出勤する時間帯を念頭に置いての張込みである。

夕方の五時二十五分頃になり、山口等は、階段口から出てきた一人の男の姿を捉えた。男は、これまでの聞込みや映像を通してすでにその特徴を把握している人物であった。本人に気づかれないように距離を開けながら、こちらも徒歩で慎重に尾行した。

男は、マンションの敷地から出ると、傍を走る国道八号線を北に歩き、近くのコンビニに入った。買い物を済ませて数分で出てくると、自分の部屋に戻った。

張込み班は、セリノの姿をその眼で確認したのである。大きな収穫だった。その後、これといった動きは見られなかった。しかし、午後八時三十分頃、辺りはすでに真っ暗であったが、再び階段口の蛍光燈に照らし出されたセリノの姿が捉えられた。彼等は、じっと息を潜めて目を凝らし、セリノの動きを追った。セリノは道路際の建物に近づき、誰かを待っている素振りで佇んだ。

しばらくすると、その建物から二人の男が出て来てセリノと合流し、一人が、建物の前の駐車場に停められた黒っぽい車の運転席に乗り込み、二人を乗せて国道八号線を南下した。出勤時の行動であることは明らかであった。会社での聞込み通りだ。

私は、午後十時過ぎに事務所に戻ってきた山口等に、早速張込み状況を詳しく聞いたうえで、「疲れているところ悪いが、明日の朝早く出かけて、セリノが戻って来るのを確認してくれないか」と指示を出した。「分かりました。朝の五時頃、ここを出発して何時頃戻って来るのか確認してみます」と、彼等の熱い意気込みを感じさせる、力強い返答が戻ってきた。

やはり信頼できる部下達だ。

ガサ決行前夜

翌日の十三日午前四時三十分頃、事務所で目覚めた私は、同様に事務所で寝泊りした彼等に「ご苦労さん」と一声かけて午前五時頃に送り出した。

その後、一眠りしようにも目が冴えて眠れなかった。と言うより、彼等が現場に向かっているのに、眠り直すなどできはしない。ただただ彼等からの連絡を待ち続け、部屋の中をウロウロ歩き回るしかなかった。

午前七時十五分、まだ誰も出勤していない森閑とした事務所の電話が、突如けたたましく鳴り響いた。私は、急いで受話器を取り上げた。

「山口ですが、今しがたセリノたちが戻って来ました。夜勤から戻って来るのは、この時間ですね」

「よっしゃ、分かった。ご苦労さん。何処かで朝飯でも食べて戻って来てくれ」

受話器を置いた私は、これ以上の捜査は必要ないと判断し、今日中にウエノの逮捕状を取り、セリノについては新たに取り直して、翌日二人を検挙する腹を固めた。

早速、これまでの捜査結果を根拠に、東京税関で押収された大麻とアクネス安曇川の管理人から提出を受けた大麻の両方の密輸事実で、両名の逮捕状と各々の住居や着衣、所持品などに対する捜索差押許可状を、大阪簡易裁判所に請求し、発付を得た。

我々は、翌日の逮捕・捜索について、大阪税関と協議を行い、班を二つに分け、一班を私が指揮、もう一班を山口が指揮することに決めた。まず山口班が、夜勤帰りのセリノを住居前の路上で押さえ、その一報を受けて私の班が、ウエノの住居にガサをかけ、身柄を押さえるという捜査方針を立てた。

なぜ、セリノが先でなければならないのか。一つには、夜勤帰りのセリノは、路上で比較的押さえやすいためだ。もう一つは、ウエノを先に押さえれば、万一、確保の現場を二人の共通の知人に見られた場合、現在の世の中、携帯電話という便利な道具があるので、セリノに通報されて夜勤途中に逃亡される恐れがあったからである。

協議の際、彼等の住居を取り囲むように見張りを立て、被疑者の逃亡や薬物の投棄などの証拠隠滅を防止する手立ても決定した。それぞれの班には、ほかの課員や大阪税関の霧島等のメンバーに応援組を入れて、総勢十名の人員が投入される。この事件を最初から担当していた霧島とその部下一名は山口班に、残り二名の部下は、私の班に組み入れられた。

ウエノを担当する私の班は、午前六時三十分、名神高速道路栗東インターを出た辺りで、また、セリノを担当する山口班もほぼ同時刻に、彦根インターを出た辺りで、各々税関職員と合流し、それぞれの捜索現場に向かうことになった。

彼等はブラジル人であるため、日本語が流暢であるかないかに関わらず、後々の公判で、我々の説明が全然理解できなかったと言いわけをさせないために、日本在住の日系ブラジル人女性を、通訳として手配した。

しかし当日は、通訳が公判対策のため、大阪地方検察庁に出かける必要があり、どうしても大阪を離れられないという。そこで、捜索現場で必要に応じて携帯電話をかけ、彼等にポルトガル語で説明してもらうべく手配した。

翌日の捜索は早朝になる。捜査第一課の全員が事務所に泊り込むことになった。仕事は定時の午後五時三十分頃に切り上げた。こんなことは珍しい。いつもは、大体午後九時、十時といった時間まで仕事場にいるのが、我々の世界では当たり前である。

課員全員で事務所近くの行きつけの居酒屋に食事に出かけて、取り留めのない話をした。一種の前祝いみたいなものだ。酒が入れば普段話さないような「くだらない話」にも口が緩む。だが、こうした時間をともに過ごすことも、我々のチームワークを堅くするために必要である。二時間ほどでまた事務所に戻った。我々は、翌日のことを考えて深酒をせずに早く就寝したのである。

翌八月十四日、我々は、夜が白々と明けた午前五時頃に起床し、それから三十分後、税関職員との合流地点に向かった。朝食をとる余裕などないので、前日の夜にコンビニで買い求めたおにぎりやサンドイッチ、缶コーヒーやジュースを各自車内に持ち込み、飲み食いした。山口班は、午前六時四十分頃に、私の班も午前七時頃には配置につくことができた。

私は、これまで何回となく捜索し、嫌というほど薬物に関係する人間を逮捕してきた。それにしても、事件に関わる最初の被疑者を捕捉して、捜索に着手するまでの待ちの時間ほど嫌なものはない。

その間誰もが、目を皿のようにして被疑者の発見・捕捉に全神経を集中する。私の頭の中では、捕捉時、被疑者が暴れて抵抗し、我々捜査陣を撹乱させ、場合によっては捜査官の誰かに大怪我を負わせるのではないかという不安や、何をしでかすか分からない被疑者への恐怖が渦巻き、二の足を踏みそうになる。が、被疑者の姿を捉えた瞬間、そんな思いは一瞬にして消え、体が勝手に動く。気づけば被疑者目がけて突進している。オーバーだが、肉食動物が獲物に向かって突進して行くようなものである。

これは取締官として長年培ってきた習性だ。私の場合、被疑者に突進して行く時、ただ無我夢中かというと、そうではない。途中、周りの状況を冷静に見ながら、そこにいる人間が、我々の動きに対してどのようなアクションを起こしたかを、カメラのシャッターを連続で切るように、一コマ一コマ記憶に留めることができた。

だからそこにいる誰かが、例えば薬物を捨てるような不自然な行動をとった場合、捕捉した被疑者の身柄をほかの取締官に預け、すぐにその人間のもとに向かい、何を捨てたのかを確認したうえで、時によっては即刻逮捕ということもあった。

実際、ほかの課の捜査応援で覚せい剤密売所を急襲した際、一番先に飛び込んだ私は、そこにいた女性客の素早く物を捨てるという不審な行動を目にして、直ちにその中味が覚せい剤であることを確認した後、逮捕した。女は、覚醒剤を捨てたことを認めず、のちの取調べにおいても同様であった。私は検察官から事情を訊かれ、その時の詳しい状況について調書を取られた。最終的には公判において、私の主張が全面的に認められ、有罪判決が下された。

これは、何も特別な訓練を積んだわけではなく、長い捜査官の経験から自然に習得したものとしか言いようがない。

セリノとウエノの身柄を押さえる

山口班の連絡を今か今かと待っていた午前七時十分頃、携帯電話が鳴った。

「山口ですが、今、セリノの身柄を、住居前で押さえました。手筈通り、お願いします」

興奮からか、やや声が上ずっている。

「分かった。そしたらこっちの番やな。これからウエノの住居に向かう。また連絡する」

私は、車内や住居の周りを取り囲んでいた捜査官達に無線で連絡し、捜索に向かった。ここからが、テレビで放映された場面である。

我々は、ウエノの住居前まで足を忍ばせて階段を上り、まず在室を確認するために玄関扉に耳を当て、室内から洩れ聞える音を拾おうとした。微かだが物音が聞き取れたので、私は捜査官の一人に開錠を指示した。

彼が業務で習得した開錠の腕前は相当なものであった。その間、別の捜査官の一人は、玄関扉に取り付けられた新聞入れから、内部の様子を伺いながらその動きを逐一小声で伝えた。私は、玄関扉上部の覗き穴を指で塞ぎ、外の我々の様子を被疑者に目視できないようにした。

開錠の音を聞きつけたウエノは、玄関口まで来て扉越しに「ダレ？」と戸惑ったような声を日本語で投げてきた。私は声を放った。

「開けてくれるか？　我々、麻薬捜査官」

少し待ったが開錠の音は一向に聞こえない。我々は苛立ちながら、扉に向かって、口々に「開けてーや」「開けんかい」と続けざまに怒声を放った。するとウエノはしぶしぶ開錠したのである。

通常、声をかけて扉を開けさせる方法はとらない。開けるまでに、被疑者が室内に隠している薬物を、水に流すなどして処分する恐れがあるからだ。いつもは、被疑者が外に出た瞬間を捉えて、まず身柄を押さえる。そうすれば、所持、あるいは室内に隠している薬物を処分する時間的余裕を与えずに済む。

このケースではセリノという共犯者がおり、セリノでなくとも共通の知人からの通報で、ウエノに重要な証拠物を処分されてしまう恐れがあった。一刻も早く室内に飛び込みたかったのだが、その前にウエノに気づかれてしまい、通常とは違う方法をとったのである。

すぐさま私は扉を勢いよく開け、室内に飛び込んだ。我々がまず目にしたのは、トランクスを穿《は》いただけのウエノの姿であった。ウエノは、飛び込んで来た我々に向かって、使っていた松葉杖を一瞬振り上げるような素振りを見せたが、こちらの人数の多さと勢いに気圧され、踵《きびす》を返すや、松葉杖をつきながら右手奥の部屋に向かったのである。

捜査現場における被疑者の抵抗は、我々麻薬取締官には日常茶飯事だ。私が見てきただけでも、先輩取締官が殴られてメガネが吹っ飛んだり、またある時は、私を含めた四人の取締官が、逮捕しようと被疑者を地面に押さえつけたところ、先輩取締官が小指を嚙まれて骨折したりと挙げればきりがない。

我々はタイミングを図りながら住居に突入するが、タイミングを外すと被疑者に逃走の機会を与えてしまう。そうさせないように、緻密な計算をして臨むが、時として事故は起きる。

突入が一瞬遅れたために、逃走を図ろうとした被疑者が、奥のベランダに駆け寄り、隣室のベランダに移ろうとして手を滑らし落下する事故が、私の知る限り二件ほどあった。一件は低層住宅の三階からで、下が草むらだったため、打撲程度の軽症で済んだが、もう一件は、高層マンションだったため、即死するという悲惨な事故も起きている。

我々は、廊下を曲がってすぐの裏窓に面した洋間に入り、続いてその右隣りの日本間に移動した。そこは、日頃寝室として使われている部屋らしく、シングルベッドが置かれ、その脇には布団が敷かれていた。なんとそこには女が掛け布団に包まって眠っていたのである。この女については、テレビでは一切放映していない。しかし、後に女の供述がきっかけとなり、事件は新たな進展をみることになる。

私は、すぐに女を起こして氏名と年齢を訊ねた。女は戸惑いながら「中田輝子、三十六歳」と名乗ったが、身分を証明するようなものは、何も持ち合わせていなかった。たとえ偽名であっても、後で調べれば分かることだ。あえてそれ以上追及しなかった。捜索であることを告げて女にも立会うように伝え、二人を並んで座らせた。

捜索現場での攻防

直後、ウエノは、「トイレに行きたい」と言い出した。薬物を所持している被疑者は、我々の目を掠《かす》めて一刻も早く薬物を処分しようと、そう申し出ることが多い。証拠隠滅の常套手段である。

今回の場合はトランクス姿なので、それはほぼ考えられなかった。だが、たとえパンツ一丁でも、便所に行かせる前には徹底した身体検査を行い、証拠隠滅を防止する手立てを講じるものだ。

我々が「はい、そうですか」と行かせることは決してない。被疑者には、「ちょっと待ってくれるか」と声をかける。どうしても、という場合には、本当に便所に行かせる必要性があるかどうかを、本人の顔色や態度などから判断する。

被疑者の要求を、一切飲まないというわけではない。時と場合によるのである。その際我々は、被疑者に必ず尿の提出を求める。快く応じる者もいれば、強固に拒否する者もいる。拒否する者は大抵薬物を使用しているため、尿を提出し検査されると即逮捕に繋がる懸念から、最終的に便所行きを自ら取り下げるものだ。

「ちょっと待ってな！　先に令状を見せるから、ちょっとそのまま動かんといてえなぁ。あんた、日本語と英語、どっち分かる？　これ読めるでしょう」

私の呼びかけに対して、ウエノは無言である。

そこで私は、携帯電話で通訳を呼び出し、令状に書かれている内容を伝えて、彼の母国語であるポルトガル語での説明を依頼し、電話機をウエノに渡した。彼等の間で、しばらくやり取りがあり、その後本人も納得したのか、電話機を返してきた。

「これは読めないかも知れんけど、捜索差押許可状といって、部屋を捜索してよろしいという令状や。そういうことで捜索するからね」

「はい」

と一言。発音のきれいな日本語である。

「ところでマリファナがあるんだったら、出したら」

「ないない」

「そんなら、分かった」

私は、大麻の存在を否定するウエノをその場で責めてみたところで、埒が明かないし、時間の無駄と判断して午前七時二十四分、捜索開始を命じた。

十分近く経った頃、寝室の部屋の押入れ内を捜していた税関の若い職員が、時期外れの皮ジャンの左外ポケットに、何かが突っ込まれている感触に気づき、ウエノ達には分からないように我々にそっと目配せを送ってきた。

私の傍にいて、気づいた藤沢はその税関職員に近づき、それを取り出すのを待ってから、すぐにウエノ達に詰問を始めた。取り出された物は、ラップに包まれ、板状にプレスされた状態で、わずかに緑色を帯びた茶褐色の植物片であった。

間違いなく大麻だ。東京税関で押収された大麻と、形状や色などが非常に似ている点を考えれば、ウエノとセリノが、ブラジルから密輸したブツの一部であろう。

「何や、これ⁉」

藤沢が大麻を持ってウエノに問いかけた。返答がないことに苛立った藤沢は、声を荒らげ再度訊いた。

「これは？　何やこれは？」

「分かんない」

「なんで分からへんのや」

「何、これ？　俺じゃないよ。違う。これ何？」

「これは、何ですか？」

「分からない」

普段は物静かで穏やかな藤沢の顔が、険しくなる。

「何が分からないの？　日本語が分からないの、それともこれが分からないの。どっちですか」

「分からない」

終始「分からない」の一点張り。仕方がないので、私とウエノのいる所まで大麻を持って来て、本人にかざした。するとウエノは、「でもなんで、この服の中に」と言いかけて、ブツに手を伸ばしかけたので、私は、「触るな！」と一喝した。

「でもなんでここに。俺じゃないよ」

「ほかにあったら言うて。まだあんの？」

「俺じゃない」

藤沢も引かない。

「違う。まだほかにあるの？」

ウエノも認めようとはしない。

「俺じゃない」

否認するウエノだが、藤沢が再度畳み掛けると、ぽろっと一言「これ以外のマリファナはない」と「真実」を吐露したのである。そしてまたすぐに、その大麻は、自分のものではないと主張し続けた。

「あの服もらった。あれと白いやつ。俺のもんじゃないよ。知らなかった」

その間も捜索は続けられ、室内からは大麻を秤量するのに使ったと思われる白色の電子秤や、本人宛の手紙や旅券など、本件に関係する物件、合計三十五点を発見した。

ブラジル人であるウエノは、言葉の問題から通常よりも手続きにかなり時間がかかるうえに、発見された大麻との関わりを否認している。私は、これ以上否認しても無駄であることを分からせるためにも、セリノ・パウロ・セザルと共謀して二つの大麻を密輸入した事実で、まずは逮捕することに決めた。午前八時十一分、逮捕状を呈示、逮捕事実を読み上げて通常逮捕したのである。

その後私は、通訳に携帯電話で連絡を取り、逮捕事実をポルトガル語で通訳してもらった。通話を終えた後、ウエノは私にこう質問してきた。

「足、骨折している。そのこと、心配。家にいること、できないか？」

「逮捕した以上、駄目だ。分かったな」

本人も、こうなっては何を言っても無駄だと悟ったのか、素直に逮捕に応じた。

必ず事実を認めさせてやる

捜索も終盤に近づいた午前八時二十二分、私は、野口に、ラップに包まれた大麻の簡易鑑定をするように指示した。直ちにウエノと中田輝子の両名の前で、事務所から持参してきた「KN試薬」で鑑定した。

「いいか、赤くなったら大麻。マリファナ」

KN試薬とは、麻薬取締官事務所が独自に開発したものだ。二つの液体試薬を使用する。まずゴム栓のついた小さい試験管に検査する大麻をほんの少量入れ、その中に第一の試薬を入れて力強く攪拌《かくはん》する。大麻成分のＴＨＣを抽出するためだ。次に第二の試薬を入れ、また攪拌する。それが大麻であれば、分離した下層部分が赤く呈色するというわけだ。

その後、野口は試験結果を彼等に見せるため、試験管を差し出した。蒸し暑さと緊張感のため、野口の額に汗が滲んでいた。私は試験管を受け取り、よく見えるように彼等に近づけ、試薬の下層部分を指し示しながら言った。

「こっちの色が、見える？　見えるでしょう」

大麻であることは歴然としていた。二人とも返答はなかった。

簡易鑑定終了時の午前八時二十六分、私は、ウエノ・エドマー・テルミと中田輝子の両名を、二人で大麻を所持していたという事実で現行犯逮捕した。また、ウエノに対して私は、再度淡々と宣告したのである。

「第一の事実は大麻密輸、第二の事実は大麻所持」

沈黙して伏し目がちに宣告を聞くウエノの姿をじっと見つめながら、私は心の中で、「今のうちにせいぜい否認していればいい。しかしどうあっても、必ず事実を認めさせてやる」と吐き捨て、闘志を奮い立たせて今後の事犯解明への決意を新たにしていた。

我々は、二人を別々の車に乗せて事務所に向かった。一緒にした場合、車中で通謀して口裏を合わすことがあり得るからだ。これも捜査の基本事項だ。ただ、逮捕した被疑者が多人数いた場合、捜索現場に持って来た車が少なく、被疑者一人に車一台といかない場合がある。そんな時には二人を前後の席に分けて座らせ、コミュニケーションを取れないようにする。あくまで例外的措置だ。

午前十一時前に事務所に辿り着き、二人を別々の取調室に入れ、本格的な取調べを開始した。我々が帰り着いた時には、山口班もすでに戻って来ていた。山口から、セリノの逮捕時の状況について報告を受けた。

セリノは午前七時過ぎ、いつものように同僚たちと車で戻って来た。一人で自分のマンションに向かうまで待ち、マンション付近に張り込んでいた捜査官達が、一斉に飛び出して彼に突進した。

足音に気づいたセリノは、捜査官達の方に向き直るや歩を進め、一瞬殴りかかろうとした。しかし、捜査官の数の多さに無駄な抵抗と悟って、動きを止めた。山口班のメンバーは、逃亡や抵抗を防ぐために、セリノを二重三重に取り囲んだ。そこで山口は、やおら口を開いた。

「セリノ・パウロ・セザルだな。部屋を捜索してよいという令状があんたに出ている。部屋に行こうか」

本人から返答はなかったが、言葉の意味を理解したのか、住居方向に歩き始めた。一行は態勢を崩さず、かつセリノが隙をみて薬物などの重要な証拠品を捨てないように監視しながら、移動を開始した。

セリノの住居である三〇五号室の前に到着した山口班一行は、開錠しかけた彼を押し止め、まず、住居の令状を呈示して入室した。室内で、再度令状を呈示し、直後に通訳に電話してポルトガル語で説明してもらい、捜索の意味を理解させたうえで捜索を開始した。

だが、ウエノとは違い、部屋から大麻の類は発見されなかった。大麻吸煙に使うパイプやタバコ巻紙などの関係証拠品の発見を見ただけであった。

捜索の終了した午前七時五十八分、セリノ・パウロ・セザルを、ウエノ・エドマー・テルミと共謀した二件の大麻密輸入の事実で通常逮捕し、直ちに身柄を事務所に押送したのである。セリノもウエノと同じく、「何も知らない」と申し立てたという。

刑事ドラマであれば、これで一件落着となるのだろうが、実際の捜査ではそうはいかない。ここからが第二の闘いであり、この結果次第で、後の裁判において有罪を勝ち取れるかどうか、有罪となれば、どれくらいの刑期になるのかなどが決まるのである。捜査においては、逮捕に到るまでの前半の捜査と同様に、この後半の部分も非常に重要である。

私は被疑者を、できる限り厳罰に処したいと考える。恐らく捜査関係者なら、誰もがそう考えているはずだ。なぜなら、逮捕事実は被疑者が犯した犯罪行為の一部分であることがほとんどで、取調べで被疑者が他の犯罪行為を供述したとしても、裏付ける証拠がなければ裁判に持ち込めない。我々が、立証不可能な犯罪行為を情状証拠として裁判所に提出するのも、判決に少しでも反映して欲しいからだ。被疑者は、取調べで自分に都合の悪いことは可能な限り隠そうとする。反省して、洗いざらい喋る者などまずいない。改悛の情が認められない分、代償として一日でも長い懲役を受け、自らの体でもって償うべきだ。

ともかく、被疑者逮捕までこぎつけるには、これまで課員それぞれに相当な苦労があっただけに、私の喜びも一入であった。

第二の闘いの幕開け

三人に対する最初の手続きとして、まず各人から逮捕された事実について弁解を聞き、文書化する弁解録取書の作成に取り掛かった。ウエノについては藤沢を、セリノについては奥田を、また中田輝子については野口と秋葉の若いコンビを担当させた。また、それぞれポルトガル語の通訳をつけねばならなかった。

我々捜査関係者には、手持ちの時間である四十八時間以内に、身柄とともに今回の事件を大阪地方検察庁の検察官宛てに送致しなければならないという刑事訴訟法上の規定がある。それから言えば送致日時は、八月十六日午前七時頃ということになるが、その時間帯は、官庁業務が開始されていないため、八月十五日午後一時までということになる。

それ故、私を含めた取調べ担当以外の者は、応援してくれた取締官も含め全員で、通常逮捕手続書や現行犯逮捕手続書、捜索差押調書、更には送致するに際して必要な書類、例えば「勾留及び接見禁止の必要性についての報告書」など、挙げたらきりがないほど沢山の書類を、締切り時間までに作成する必要があった。書類との慌ただしい格闘が始まった。その日は、被疑者を警察署に留置した後も、全員が徹夜作業になった。

前述の「接見」という言葉は法律用語で、逮捕された者と家族や親族、友人など関係者が勾留期間中に留置施設において面会したり、関係者間での手紙などの授受を言う。「接見禁止」とは、本人に選任された弁護士を除く一切の者との面会や文書の授受をさせないことを意味する。証拠隠滅を防ぐための措置である。

その日私は、ウエノから押収した大麻を直ちに鑑定にまわした。すぐに大麻に間違いないことが判明、量は約一五グラムであった。この一五グラムという量、セリノとウエノの二人がこれまで一回に密輸入した量、三〇グラム前後のちょうど半分に当たる。二人で分けた後にウエノが所持・保管していたものと見られる。これは、今後の取調べで明らかになるであろう。

ウエノはまず第一回目の取調べにおいて、「二件の大麻密輸入事実については、セリノと共謀してという部分を除き、その通りである。また住居から発見された大麻の所持事実についても、一緒に逮捕された中田輝子は関係ないので、その点を除けば、その通り間違いない。自分は今年に入って、大麻を四回密輸入しており、一回目の分はすべて使い切った。二回目と三回目は、自分の手元に届かなかったので入手できていない。四回目は、密輸入に成功して使用していたが、今回の捜索で押収されてしまった」と、大筋で認める供述を行った。密輸入の動機や背景、更にはセリノとの関係などについては、勾留後の本格的な取調べで追及することになる。

一方、中田輝子は、捜索で見つかった大麻は、「自分には身に憶えがない。見つかったものが大麻であることはすぐに分かった。以前大麻を吸煙したことがあり、テルミが大麻を持っていたり、吸っている現場をこれまで何回も見たことがある。自分は一か月前から、捜索を受けた部屋でテルミと一緒に暮らしていた。その前は、京都市中京区にある自宅マンションで一人暮らしをしていた。そこは、現在もそのままにしてある」と供述し、逮捕事実については否認した。

被疑者が複数いるということは、誰かが嘘をついてもすぐにばれる。そのため、被疑者同士プレッシャーになり、我々捜査陣にとっては真実を語らせるという点で非常に有利なことである。

二人とは異なり、セリノは一貫して「知らない」と繰り返すのみで、完全否認の状態であった。しかし、この二人の存在がある以上、今後いつまでも否認できるとは考えられない。私はあえてそれ以上の追及を指示しなかった。勾留後の徹底した取調べで、いずれ真実を供述せざるを得なくなるのは、時間の問題であった。

中田輝子の供述した京都のマンションは、一人暮らしということから、証拠隠滅を謀《はか》る関係者が存在する可能性が非常に低い。そう判断し、我々の捜査が少し落ち着きを取り戻した八月二十二日になって、私を含む手隙の捜査第一課のメンバーと大阪税関検察第三部門の職員合わせて七名でマンションに行き、管理人立会いのもと捜索を実施した。結果、居間から微量の大麻が発見された。中田輝子の供述によれば、この大麻は、ウエノから譲り受けて自宅で吸煙した残りである。

ウエノも、その大麻は、中田輝子に少し分けてやった残りで、第一回目の密輸入に成功した大麻の自分の取り分の一部であると供述し、双方とも、概ね大麻のやり取りを認めたのであった。これは、中田輝子の大麻使用を裏付ける直接的な証拠となるものの、微量ゆえに大麻所持罪に該当するかどうかという問題があったため、勾留満了間際に担当検察官と相談し、大麻所持事件としての立件は見送った。

翌十五日の午後一時、我々は、予定通り大阪地方検察庁検察官に三人の身柄と関係書類を送り、その日のうちに大阪地方裁判所裁判官から、まずは十日間の勾留が認められ、三人を大阪拘置所に勾留した。接見禁止の決定も併せて発せられた。翌日から、勾留先の大阪拘置所に併設された取調室において、三人の本格的な取調べを開始した。

そこで担当官である奥田の粘り強い追及にあって、セリノの供述が変化した。否認から一気に容認に転じたのだ。供述内容も、ウエノの供述内容と一致を見た。概要は次の通りである。

ウエノとセリノの二人は、昨年十一月頃から本年六月末頃まで、滋賀県高島郡安曇川町の洛北安曇川シティマンション一〇七号室で一緒に暮らし、同じ町内のタルタン株式会社安曇川工場で工員として勤務していた。二人は親しくなるにつれ、母国で大麻を吸煙していたことを、どちらからともなく話すようになり、街で密売人から大麻を購入し二人で吸煙した。

しかし、日本の大麻はブラジルと違って高価であったため、相談してブラジルの知人に頼んで送ってもらうことにした。郵便物に大麻を上手く隠匿して郵送してもらった。各々の知り合いに発送を依頼し、到着した大麻は半分に分けて、送金代金も折半にしていた。

ブラジルから自宅に発送してもらうと、万一警察に見つかった場合、自分達が関係していることがすぐに分かってしまうので、勤務先の隣にあるマンション、アクネス安曇川で見つけた空室の八〇六号室の郵便受けを使うことを思いついた。偽名の郵便物を発送してもらい、届く頃を見計らってそこに行き取り出していた。二件の大麻密輸入については、自分達が共謀して行ったことに間違いない。

ウエノは、逮捕時所持していた大麻について、「今年七月に現在の住居に転居した後、自分の分としてブラジルから郵送してもらったものの残りで、セリノは一切関係していない。密輸入した大麻を、以前から中田輝子と一緒に吸って楽しんでいたが、最近彼女は、ほとんど大麻を吸煙しなくなった」と供述。

一方の中田輝子は、「ウエノとは一年前から交際し、今年七月に彼が滋賀県草津市の現在の住居に転居してから同棲生活をしている。交際を始めてしばらくして、彼がブラジルから大麻を密輸していることを知った。その大麻を、セリノと分け合い、二人が吸煙していたことも知っていた。自分も彼が持っていた大麻を吸わせてもらっていたが、密輸には関係していない」と、ウエノの供述に沿った内容の供述をしたのである。

誰もが、これで一件落着だと考え、事実安心もしていた。だが現実はそう簡単に収まらず、我々の予想し得なかった意外な展開を見せる。

次々に届く郵便物

九月三日、ウエノとセリノは、二件の大麻密輸入の事実で、大阪地方裁判所に起訴された。併せてウエノが逮捕現場で所持していた大麻についても、同様であった。中田輝子については、密輸入や所持事件への関与が軽度であるとして、同日、起訴猶予処分となり釈放されている。

釈放になる前の八月十八日の取調べで、中田輝子は、ウエノがまったく供述していなかった驚くべき事実を、淡々と話し始めた。直接耳にした野口だけでなく、報告を受けた私自身も一瞬言葉が出ず、唖然としたものである。

取調べを受けるうちに、密輸入された大麻の一部を使っていたという罪の意識から、中田輝子の心のうちに少しずつ変化が起き、最終的に真実をありのまま話そうという気持ちになったのだろう。

「ウエノは、以前からマンションの空き室を探してきては、その郵便受けにブラジルから大麻を繰り返し郵送させていた。逮捕される前日、彼に誘われてそのうちの一つであるマンションに車で出かけて行った。彼は松葉杖で、車の乗り降りが億劫だったのか、私にメモを見せながら、郵便受けに大麻が到着しているかどうか見に行き、あれば取ってきて欲しいと言った。言われたとおり見に行ったが、何も入っていなかった。そのメモに、マンションの所在地と名前、部屋番号が書かれている」

供述に基づき野口、秋葉の若い担当官達は、捜索で押収した証拠品の中から、中田輝子が供述したメモを見つけて示した。間違いないという確認が取れたので、記載内容を精査した。

そこには、

SHIGA—KEN　KUSATSU—SHI
NAKAZAWA○○○—○
IKEDA　HAITSU　402

と書かれていた。早速その地名を住宅地図で調べたが、草津市には「なかざわ」という町名が存在しない。そこで調査した結果、草津市に隣接する栗東市に、その町名が存在していることを突き止めた。

「なかざわ」は、「中沢」と書き、栗東市の西端に位置し、すぐ隣は草津市である。草津市と栗東市との境目に当たる。そんな位置関係から、ウエノが草津市と勘違いしてしまったのだろう。中沢は、東に位置する東海道新幹線と、平行して西側を走る東海道線との間に挟まれたエリアの一つで、閑静な住宅地である。

翌八月十九日、私は山口とともに栗東市中沢に出かけて行った。ＩＫＥＤＡ　ＨＡＩＴＳＵというマンションは実在していた。鉄筋四階建ての建物で、壁面には「池田ハイツ」と表示されている。俄然、勢いづいた私は、取るものも取りあえず四〇二号室の郵便受けがある階段口に歩を進めた。中を覗いてみたが、期待に反して何もなかった。

四〇二号室が空室であることは間違いないが、万一を考え階段を登り、玄関口に立ってみると、電気メーターは回転しておらず閉栓状態。空室であることは容易に確認できた。

その日は、マンションの存在と郵便受けの中味を確認しただけで終わった。彼等を逮捕して一週間は経たないものの、相当な時間が経過しているのに、まだ郵便物が届かないというのは、どう考えても不思議であった。

考えれば考えるほどに混乱した。届いた郵便物を誰かが見つけて持ち去ってしまったのではないか、という最悪のシナリオに最終的には行き着くばかり。私には、悲観的なイメージしか思い浮かばなかった。そんな思いをおくびにも出さず、帰りの道中、私は運転席の山口に「まだ届いていないんやろうね」と、心の内とはまったく逆の言葉を語りかけていた。自分自身驚いた。心の片隅に別の自分がいて、そいつの願望が予測とは裏腹な言葉を口にさせたみたいだった。

山口は私の言葉の裏にある本音を感じ取ったのか、曖昧にうなずいた。果たして中田輝子が話したように大麻入りの郵便物が本当に届くのか、後は時間に任せるしかない。

三日後、私は気を取り直して山口と再度そのマンションに出かけていった。期待せずに、四〇二号の郵便受けを覗いてみた。すると、あるではないか。ブラジルからの郵便物が一通……。我々は付近の聞込みで判明したマンション所有者を訪ねた。そこは、代々地元の農家といった雰囲気の立派な造りの家であった。

「我々は、大阪から来た麻薬取締官ですが……」

池田と名乗る五十一歳のマンション所有者の男性に、警察手帳を見せた。

「はぁ、なんでしょうか？」

朴訥とした雰囲気の池田氏は一瞬、訝る顔を見せたが、それにかまう余裕もなく、私は意識して冷静に状況を説明した。

「実は、今、ブラジル人による大麻の密輸事件を捜査しとりましてね、そのことで来ましたんですが、ちょっといいでしょうか」

「はい」

「四〇二号室ですが、この部屋は、ずっと空き部屋ですか」

「ええ、そうです。そのマンションは私が所有して管理もしとります。四〇二号室は去年の十一月頃まで、日本人男性が住んでおったんですが、それ以降は入居者なしで、空室のままですわ」

「そうですか。実は四〇二号室の郵便受けに、事件に関係すると思われる郵便物が配達されているのを見つけたんですわ。その郵便物を確認してもらいたくて、お宅までうかがったんです」

「郵便物、ですか？」

「そうです。お願いできますか？　私達は車で来てますんで、そこまで送ります」

「ええ、分かりました。ちょっと待って下さいね。準備しますから」

我々は、池田氏とマンションに向かい、四〇二号室の郵便受けを見てもらった。取り出した郵便物を見せながら、私は、「私達が、先程四〇二号室の郵便受けを覗いたところ、ローマ字で書かれた外国からの郵便物が一通入っていましてね。宛て名は、Ｔａｍｕｒｏ　Ｈｉｒｏｎｏｔａとなっていますが、この名前に記憶がありますか」と訊ねてみた。

「四〇二号室は、半年以上も空き部屋になっとりますし、そんな名前は聞いたことありませんなあ」

私は、郵便物を改めて手に取り、山口とともにじっくりと観察した。宛名はメモにあった通りの名前で、中田輝子の供述にあった、ウエノが発送を依頼した郵便物に違いなかった。差出人の住所はブラジル連邦サンパウロ市で「Ｎａｒｉａｎａ　Ｎａ　Ｈｉｒｏｎａ」となっていた。

また、持った感じや、これまで密輸入に使われてきた郵便物と同じ形態であることから、中に大麻が入っていることは容易に想像がつく。我々は、池田氏からその郵便物の提出を受けて事務所に持ち帰った。

別れ際に私は、「今後も、調書作成などでご協力をお願いすることになりますが、どうぞよろしく。また何かございましたら、電話を下さい」と言い残した。しかしその後、本当に池田氏から電話をもらうことになるとは予想していなかった。電話がきたのは、月が変わってやや蒸し暑さが収まった、九月三日の午後零時であった。それについては、後述する。

あいつら、いい加減にせんかい

問題の郵便物については、この時点では、ウエノから何の供述も得られていなかったので、後々の公判で問題にならないように、発見に到るまでの我々の報告書、マンションの所有者である池田氏の参考人調書などを作成して郵便物の証拠化を行った。八月二十七日、開封することを求めた鑑定処分許可状を裁判所に請求。発付を得た令状とともに、鑑定官に郵便物内の大麻の鑑定を依頼した。

この時も私は開封に立ち会った。中から、これまでと同様、粘着テープで巻かれて透明なラップに包まれた、一目で大麻と分かる植物片の塊が出てきた。これまで見てきたものとまったく同じ形態であった。鑑定の結果は大麻。量は約二九グラム。量も今までとほぼ同じだ。

この、新たに判明した大麻密輸入事件については、今後再逮捕して調べることにした。その前に私は、ウエノとセリノを担当する奥田と藤沢にそれぞれ簡単に事情を訊かせた。

ウエノは、次のように語った。

「この大麻以外の大麻は、すべてブラジル本国に住む私の妻の弟のフェルナンデスに頼んで、発送してもらっていたが、突然、今後の大麻発送を断られた。

そんな七月末頃、セリノに相談すると、『今度は俺の知り合いに送ってもらうようにするから、これまでのように二人で分けよう』と言われ、入手先がなくなった私は、提案に賛成した。

フェルナンデスに送ってもらった分のうち、アクネス安曇川を送付先にした二回分が未着で、警察に発見されている可能性があったので、自宅近辺の空室を捜し、新たな送付先として池田ハイツを見つけてセリノに伝えた。

するとセリノから、郵便物を確認して取って来て欲しいと依頼され、八月十三日、中田輝子と一緒に見に行ったものの、まだ届いていなかった。翌日、逮捕されてしまい、結局、入手できずに終わった」

一方のセリノは、次のように語った。

「それまでは、ウエノの知人に頼んで発送してもらっていたが、未着が続いたので、今度は私の知人でブラジルに住むデニルソンに頼んで、大麻を送ってもらうようにした。

このことをウエノに話すと、彼もすぐに同意し、新たな送付先として、池田ハイツを見つけてきたので、七月末頃、私がデニルソンにそのマンション名と住所を伝え、米ドルで六十ドルをブラジル本国に送金した。

八月中旬には届く予定の大麻は、ウエノが取りに行く手筈にしていたが、八月十四日に二人とも逮捕されてしまい、入手できなかった」

供述は一致を見た。二人とも否認し、我々をてこずらせると危惧していたが、二人で共謀して密輸入したことをあっさりと認めたのである。

八月二十九日、郵便物の到着経路について管轄の栗東郵便局で調べたが、郵便小包とは違うため、いったん配達されてしまえば詳細な経路は判明しない。

しかし郵便物の消印から、平成十五年八月十二日頃（現地時間）、ブラジルのある郵便局から発送され、郵便路線に乗って八月十三日から十九日の間に日本に到着し、八月二十日午前十時三十分から午前十一時までの間に配達されたことが、辛うじて判明した。

そんな九月三日午後零時頃、池田氏から電話が掛かってきたのである。私は、何事かと訝りながら、「はい、もしもし」と電話を受けた。

「もしもし、先日来て頂いた、池田ハイツの池田ですが」

「この前は、大変お世話になりました。どうかしましたか?」

池田氏は、思いがけない事実を告げた。驚きとともに、「やれやれ、またか。あいつら、いい加減にせんかい」という怒りが湧き上がってきた。

「実は、あなた方が来られた八月二十二日以降、三、四日に一度、四〇二号室の郵便受けを覗いておったんです。

今日も用事のついでに四〇二号室の郵便受けを何気なく覗いたんです。そしたら、前にあなた方に提出したのと同じような外国からの郵便物が一通入ってましてね、びっくりですわ。私は咄嗟に、誰かに抜き取られたらマズイんちゃうかと思って自宅に持ち帰ったんです」

「連絡ありがとうございます。見つけたのは、何時頃のことですか」

「午前十一時頃ではなかったかと思います」

「分かりました。今から取りに行きますので、よろしく」

「はい、お待ちしてます」

傍で何事が起こったのかと興味津々に聞いていた山口に、電話の内容をかいつまんで伝えた。

「またですか……」と山口も呆気に取られ苦笑を漏らした。私と山口はやり掛けの仕事を放り投げて急行した。

午後一時半頃に到着した我々は、早速、池田氏から郵便物の提出を受け、押収手続きを行った。郵便物の発送人やその形態は、前回提出してもらった物と寸分違わなかった。

私は、電話で聴取した内容を調書化した。いつもと同じ手続きを経て、鑑定に付すと郵便物内に隠匿されていたのは、やはり大麻で、量は約二六グラムだった。

食い違う両者の供述

その後、セリノとウエノを、各々の担当官が取り調べたが、セリノは認め、ウエノは否認した。今回も両名が素直に認めると思っていたが、ことは思うように運ばない。しかも、取調べ初期とは容認・否認がセリノとウエノで逆転している。

取調べとはそのようなものである。私にとっては痛くも痒《かゆ》くもない。いずれ、真実を話さざるを得ない時期が必ず来るからである。二人の供述内容を簡単に記しておく。

認めたセリノは、「七月末にデニルソンに大麻の発送を頼んだ際に、普通の郵便物に入る量で、適当な分量に分けて送って欲しいと頼んでいるので、二回に分けて送ったとしても不思議ではなく、自分達が密輸したものに間違いない。この分も、二人で分ける予定であった」と供述。

対して、否認に転じたウエノは、「何度も送ってくるとはセリノから一切聞いていない。池田ハイツに届いた最初の分は、一緒に密輸したと認めるが、その後の分については認められない。セリノが勝手に密輸した物だ」と強調し、担当官の峻厳な取調べに対して、同じことを繰り返して頑強に抵抗した。

セリノは、今更否認しても、自分に有利になるどころか、却って不利になると自覚していた節があり、その時点で我々の手の内にあったと言ってもいい。

対してウエノは、これ以上刑を重くしたくない一心から、セリノとは逆の方向に身を置いたのだ。私は、今更足掻《あが》いたところでどうにもならないのにと、憐憫《れんびん》の情さえ湧いてしまった。二人とも、異国の地で逮捕された身であり、今後の行く末に相当な不安を抱いていたであろう。

それにしても、よく次から次へとブラジルから大麻が送られてくるものだと呆れ果てていた私のもとに、セリノを担当する奥田から電話が入った。九月十日の昼過ぎであった。

「どうした。何かあったんか」

「はい。池田ハイツに届いた後の分について事情を訊いておりましたら、急に別件を話し始めたんです」

「別件？　何や」

「逮捕直前、ブラジルのデニルソンに、彼が以前住んでいた山波第三マンションの三〇二号室宛てに、大麻を送るように頼んだと言うんです。これまでと同じ方法で送るようにと。つまり絵葉書でもなんでもいいから二つ折りにした厚紙の間に、大麻を挟んで欲しいと」

「えー、またかいなぁ。いい加減にしてもらいたいなぁ。それで？」

「はい。それが到着する前に逮捕されたので、着いているかいないか、分からないと言っています。とにかく調べて欲しいそうです」

「分かった。明日にでもこちらで調べてみる。ご苦労さん」

通話を終えた私は、セリノが我々の手の内にある以上、新たな話が飛び出しても、不思議はないと思った。事件の徹底解明という点を考えれば、処理に手間はかかっても、喜ばしいことではある。私は、机に向かって書類に目を通していた山口に、奥田との話をかいつまんで話し、意見を求めた。

「これまでの状況を考えれば、間違いない情報やと思うが、何か意見があるか」

「私も間違いないと思います。セリノが嘘をつく理由がありませんからね。むしろ彼には、このことを話して、今後裁判になった時に少しでも情状を良くしておこうという思惑があるんでしょう」

「それも、言えると思う。加えて今の彼は、このことを話さずにいて、何かの拍子にばれた時のことが恐ろしかったんやろうな。まあ、我々の取調べを受けて、馬鹿なことをしたと反省して、この事件を一刻も早く終結させるために本当のことを話した方がいいと思っているかも知れん。取調官の事件に対する熱意が、彼に伝わり、彼の心を動かしたと考えたいが……」

「そうですね……。そうであって欲しいと思います」

「明日、彼の言っていることが本当かどうか確かめに行ってみよう。付き合ってくれないか」

「分かりました」

翌日も、いつものように各々取調官は、午前八時過ぎに出勤して、取調べの準備をした後、容疑者の勾留先の大阪拘置所に出かけて行った。

彼等を見送りながら私は、「ご苦労さん」と一声かけた。それからしばらくした午前九時前、私と山口は情報の裏付けを行うため、セリノの住居である、山波第三マンションに出かけて行った。

彼等を逮捕してからというもの、考えてみれば、私と山口は何かあれば、コンビを組んできた。気心も知れ、呼吸の合ったたいいコンビだった。何より私は、彼に絶大の信頼を置いていた。何かにつけて包み隠さずに相談し、意見を求めた。彼もそんな私の信頼を感じていたのか、真摯な気持ちで応じてくれた。

最後の押収手続き

我々は三〇二号室の階段下に到着し、「果たして本当にあるだろうか」と、半信半疑で郵便受けを覗いた。

すると、セリノの供述通り一見して外国からと分かる郵便物が二通届いているではないか。私は、それを見て安心するともに、「よっしゃ！」と心の中で叫んだ。傍の山口はと思い、そっとうかがうと、その横顔にも同様の思いが見て取れた。

私は、すぐにマンションを管理する丸五不動産商事に電話を入れ、電話に出た社員の若い男性とやり取りをした。

「もしもし、私、大阪から来た麻薬取締官の高濱と申しますが、そちらさんは山波第三マンションを管理していますよね」

「はい、そうですが」

「実はブラジル人による大麻の密輸事件を捜査しておりまして、その関係で今、山波第三マンションに来てるんです。三〇二号の郵便受けに、我々が捜査しているモノが投函されていましてね」

「えっ……。何がですか」

「大麻です」

「大麻……」

「ところで電話を差し上げたのは、その三〇二号室のことなんですが、この部屋は、今誰かお住まいですか」

「誰も住んでおりません。空き部屋です」

「そうですか。我々が逮捕しているブラジル人が、その部屋の郵便受けに大麻を送ってもらったと供述しておりまして調べに来た次第でして。それで、申しわけないのですが、現場に立ち会ってもらって、確認してもらいたいと電話したんですわ。よろしければ、ここまで来て頂けませんか」

「分かりました。上司に報告して、すぐに参ります」

それから十五分が経過し、一台の車が、マンションの敷地内に飛び込んで来た。私は、車から降りてきた男性に声をかけた。

「どうも忙しいところ、お呼び立てしてすいません。先程電話でお話した郵便物が、三〇二号の郵便受けの中に入っているんですわ。ちょっと見て頂けませんか」

「はぁ、分かりました」

我々は、彼とともに、三〇二号の郵便受け前まで歩を進めた。

「中を見てみて下さい」

「郵便物が二通入っていますね。先程も言いましたがこの部屋は、ずっと空き部屋ですから、普通は届くはずがないですね」

「これからそれを取り出しますので、見ていて下さい」

取り出した郵便物を彼に呈示した。その際我々も、手に持った郵便物の外観をすばやく観察し、セリノが供述するブラジルからの郵便物に間違いないか確認した。

一通は、差出人がブラジルサンパウロ市の「ＣａｒｌａＥ．Ｍａｕｍｉ」で、もう一通は、「Ｍａｒｉｎａ Ａ．Ｋｏｒａｔａ」と、そこには別々の名前が書かれていたが、消印や差出先などから、ブラジルからの郵便物であることは明白であった。

「この二通の郵便物は、明らかにブラジルから来ておりますし、逮捕しているブラジル人がここに郵便物が届くと供述していますので、これらは、その男が送らせた物に間違いないと思います」

「ええ、そうですね」

「ところがその男は、今我々に逮捕されて拘束されている。またここの郵便受けの部屋は、長い間空室になっておりますね。ですから受取人がいない状態です。どうでしょうか、ここはあなた方が管理しているマンションですので、受取人不明の郵便物を会社のほうから我々に、提出して頂けないでしょうか」

「事情は分かりました。一応、会社に戻って報告します」

「手続きがありますので、一緒に会社に行ってもいいですか？」

「ええ、どうぞ」

何故このようにまどろっこしいことをするのかと疑問をお持ちだろう。

今回のケースは、セリノの供述があるから問題はないが、一部の性悪な被疑者が罪を免れるため、我々が入手した証拠物を「これは捜査関係者が勝手に入れたものだ」とその物の存在を否定することが、これまでに度々あった。それを防ぐ意味で、我々が被疑者を罪に陥れるためにでっち上げた物ではないことを明確にしなければならない。すでに投函されていたという事実を、事件に関与していない第三者の目で確認してもらい、もし裁判が紛糾した場合には、証人になってもらい、その時の状況をありのまま法廷で証言してもらう必要がある。それを担保する目的で取った、法的手続きの一つである。

我々は、その後二通の郵便物を持って、丸五不動産商事の事務所に移動した。彼は専務に相談し、その後は、専務とやり取りをした。私は、専務に、これまでの経緯を説明したうえで、二通の郵便物の提出を依頼した。専務は、我々の申し出を快諾したので、我々はその郵便受けの部屋が空室であるという状況や提出に到るまでの経緯などを調書にまとめ、専務からその郵便物の任意提出を受け、押収手続きを行うなどして、証拠を担保した。事務所に持ち帰るといつもの捜査手続きを取って、鑑定依頼をした。

二度目の逮捕

二通の郵便物は、これまでの郵便物と中身の形態などがやはり同一。もちろん中身は、大麻である。量も、一つは約二六グラム、もう一つは約三〇グラムで、これまで押収してきた大麻と同じくらいの量だった。

私は、ウエノとセリノの両名の逮捕状を請求し、九月二十三日に逮捕した。逮捕事実は、両名が共謀して、池田ハイツに配達された二件の大麻と、山波第三マンションに配達された二件の大麻。合計して約一一〇グラムにのぼる大麻を、ブラジルから密輸したというものである。

セリノは取調べで、全面的に逮捕事実を認めた。一方のウエノは、取調べ当初から紛糾し、一つの事実を除いて、大部分を否認した。認めたのは、池田ハイツに届いた最初の大麻の件のみである。

彼の言い分によると、こうなる。

「最初の分はセリノから聞いていたので、それについては、彼と一緒に密輸したと認める。しかし何度も送ってくるとは聞いていない。後から送られてきた大麻は認めない。彼が勝手に密輸した物だ。また、彼の住むマンションの空き部屋に送られてきた二件の大麻も、彼から聞かされていなかった。彼が勝手に大麻欲しさに密輸したもので、自分には一切関係ない。そんなことまで押し付けないでくれ。こちらの言い分が間違っているかどうか、セリノ本人に聞いてみて欲しい」

頑強に事実を否認したのである。これが、二クール目の勾留が終わるまでずっと続いた。

ウエノの供述に対して、セリノも一貫した供述を貫き通した。

「池田ハイツに送られてきた大麻について、ウエノに話していたので、それが二回になろうが、三回になろうが、二人が大麻を密輸した事実に変わりはない。彼の言い分はおかしい。またそのような話し合いが二人の間でできていたので、私のマンションの空室の郵便受けに送らせた大麻も、池田ハイツに送られてきた大麻の延長線上にあり、たまたま私のマンションであったというだけだ。もし四つの大麻が、同時に池田ハイツに送られていたら、ウエノは認めるというのか。また、もし私達が逮捕されずに、私のマンションに送られてきた大麻を無事に手に入れることができていれば、内緒にして一人でネコババするような真似はせずに、届いたことを話したうえで、間違いなくこれまで通り彼に分けていたはずだ」

真っ向から対立する二人の供述であったが、我々捜査関係者や検察官は、セリノの供述に信憑性ありと認識し、加えて二人の間には最初に密輸の謀議があり、それが継続していたから、ウエノの供述に信憑性がないとの判断を下した。

言い換えると、二人は大麻密輸を計画して行動に移したが、そのうち捜査機関に発覚したうえ、逮捕されるに到った。その後、池田ハイツや山波第三マンションに続々と大麻が送られてきて、ウエノが、「それは知りませんでした」と申し立てたとしても、これまで行ってきた密輸行為の延長線上の一つであるので、否認は認められないということだ。それに対してセリノは、一貫した供述をしており、信用に値する。

事件の二つの大きな特徴

平成十五年十月十四日、セリノとウエノの両名は、共謀して四件の大麻を密輸入したという事実で追起訴され、同じ年の十二月月十一日、裁判で「懲役三年　執行猶予五年」の判決を二名とも言い渡されて、有罪判決が確定したのである。ちなみに二人は、その後国外追放になった。

事件発覚から、追起訴されるまでの三か月強という短い期間ではあったが、我々は、大阪税関検察第三部門のメンバーとともに、寝食を忘れてこの事件一筋に没頭した。

この事件には、二つの大きな特徴があった。一つ目は、空き部屋の郵便受けを利用した大麻密輸入事件であったという点である。当初、大麻の配達先がマンションの空き部屋の郵便受けであったため、受取人はマンションの住人かと疑ったが、そうではなく、まったく姿の見えない人物であった。一時は被疑者を検挙できないままに「首なし事件」で終結するのではないかと危惧した。

しかしその後、挫折を味わいながらも、紆余曲折を経て、その見えない人物の輪郭が徐々に浮かび上がってきた。ついに割り出しに成功し、所在を掴み、二人のブラジル人とその情婦を逮捕するに到った。

本来ならここで捜査終了となるはずであったが、情婦の供述がきっかけとなり、その後もブラジルからの大麻密輸入が続々と発覚するという、予想しない展開に、持てる力を注ぎ込んで終結に漕ぎ着けたのだ。

二つ目は、その押収量である。当初は、三三グラムで捜査が終わると思われていたのが、最終的に約一八三グラム、末端価格で約五千五百万円にまでに膨れあがったという点である。考えてみれば当初の約六倍に及ぶ量である。捜査の開始時点では、誰もが想像できなかった量だ。

運も幸いした。地道な捜査があればこそ、運は味方してくれる。皆、よく頑張ってくれたと思う。私は、捜査一課のメンバーをはじめ、我々の捜査に協力してくれたすべての人に対して、感謝の気持ちで一杯であった。

捜査期間中は本当に苦しい時期もあったが、それだけに今でも私の心の奥に、良き思い出の一つとして残っている。

今は定年退職し、捜査の現場を離れた身ではあるが、願わくば、このように有能で信頼できる部下達とともに、もう一度捜査をしてみたい。だが、それも今では叶わぬ夢である。

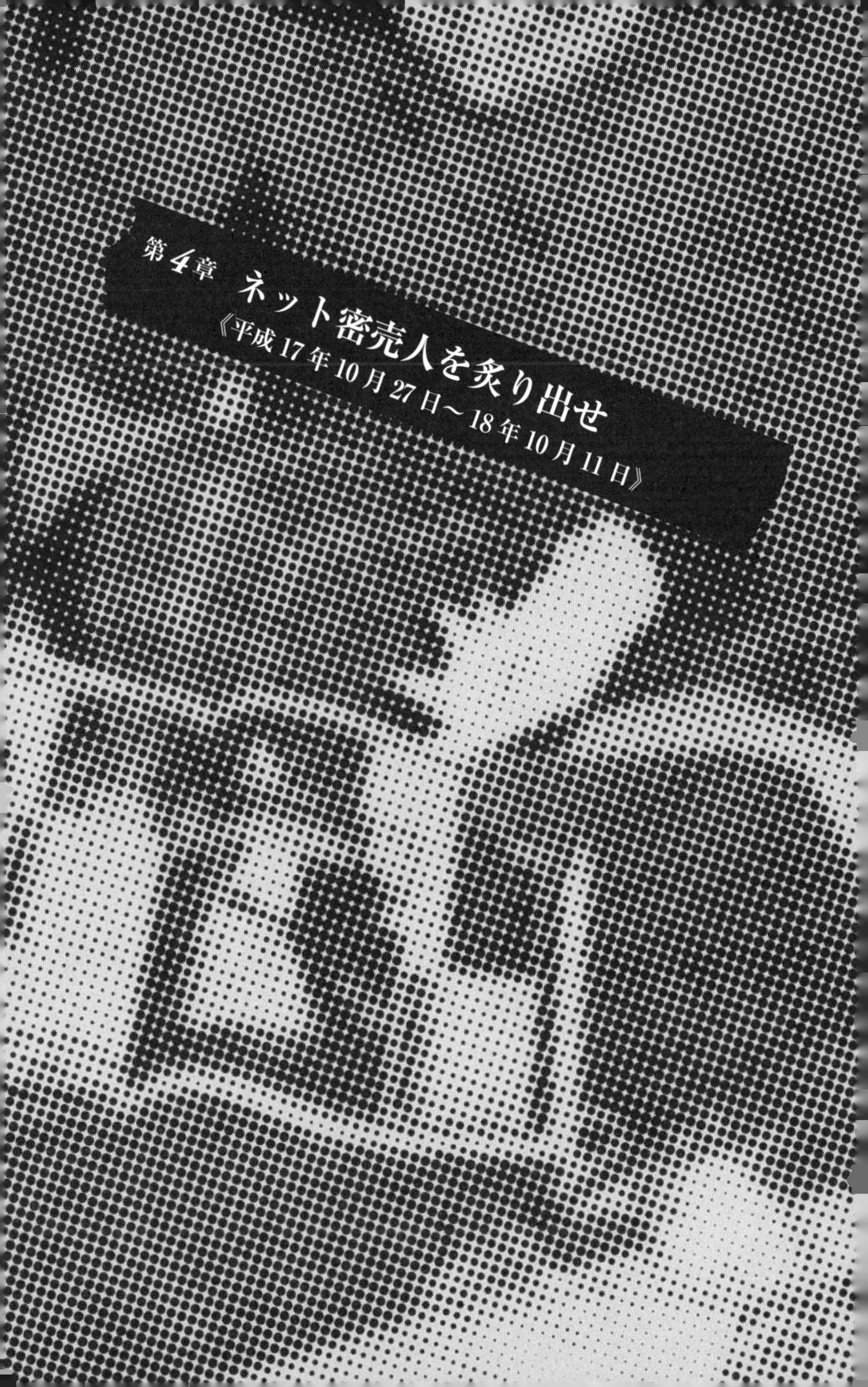

第4章　ネット密売人を炙り出せ

《平成17年10月27日～18年10月11日》

二度目の九州勤務

ブラジル人による大麻密輸入事件が決着した半年後、慣れ親しんだ大阪の地を離れることになった。平成十六年四月一日のことである。次の転勤先は、福岡県北九州市小倉北区に事務所を構える小倉分室だ。

九州には、福岡市博多区に本拠を置く九州厚生局麻薬取締部と小倉分室があり、この二つが九州七県を管轄している。小倉分室は九州厚生局麻薬取締部の出先機関になる。小倉分室は、昭和三十年代のヘロイン横行時代に小倉港が密輸入に利用されていた背景から設置された。それが現在まで続いている。

福岡県の中央部を南北に走る遠賀川を境にして、西側を九州厚生局麻薬取締部が、東側を小倉分室がそれぞれテリトリーとしている。しかし実際には、小倉分室が福岡市内の薬物犯罪をキャッチすれば、乗り込んで捜査するし、当然その逆もある。ちなみに小倉分室の管轄エリアの中核は、北九州市や炭鉱で有名だった飯塚市、直方市、中間市などだ。

九州での勤務はこれで二度目。近畿厚生局麻薬取締部の前が、九州厚生局麻薬取締部だった。ここを去るに当たり、私は九州の地で再び勤務することはないだろうと思った。それで大阪への転勤を機に、自家用車を福岡ナンバーから大阪ナンバーに切り替えた。小倉分室配属の辞令を受けた時、「また切り替えなきゃいかんのか」と苦笑した。宮仕えの身である以上、命令されれば従うしかない。転勤の多さは、まあ宿命のようなものだ。

私は小倉分室で、分室長という立場に身を置くことになった。小倉の地には結局四年間暮らし、平成二十年三月三十一日に定年を迎えて、三十六年間に及ぶ取締官生活にピリオドを打った。

四年という短い期間ではあったが、この地でもさまざまな事件を経験し、それぞれに思い出深い。中でも特に印象に残っているのは、私自身それまで手がけたことがなく、一度はやってみたいと思っていた「麻薬特例法」の中の「業態犯」という薬物売買を生業《なりわい》とした犯罪を摘発する捜査だ。これが、今回お話する事件である。

小倉分室は、分室長の私と女性事務員を含めて総勢十名。一つの課のような存在なので、本体の九州厚生局麻薬取締部とは違い、捜査第一課も第二課もない。捜査には、鑑定官と女性事務員を除いたメンバーで当たる。鑑定官は、薬剤師の資格を持つ技官の中から選任される。押収してきた薬物が覚せい剤や大麻などに間違いないかを、機器を使って調べるのが主な任務だ。昔は技官であれば一度は経験する部門であったが、厳格な決まり事ではないため、最近では鑑定官を経験しない取締官もいる。その先駆けが私ではないかと思う。鑑定部門への誘いは何度かあったが、捜査大好き人間の私は誘いから逃げ続け、いや、丁重に断り続けて三十六年間捜査一筋でやってきたのである。

分室長の下には、捜査主任官的な立場の情報官がおり、情報官の補佐役、そして実行部隊に当たる五名の麻薬取締官がいる。

当時の情報官は、河津敏一という、四十代半ばで捜査一筋に歩んできた東海北陸厚生局麻薬取締部出身の脂の乗り切ったベテランだ。一時フィリピンにある国連の出先の事務所に出向したことがあり、英語がペラペラ。長身で細身、温厚で仲間からの信望も厚かった。

補佐は、牛島喬という四十前の取締官である。平成五年八月、私が、一年半勤めた中国厚生局麻薬取締部から東北厚生局麻薬取締部に転勤になった翌年に、中国厚生局麻薬取締部に採用され、広島市を中心とした捜査活動に従事。その後小倉に転勤してきた。仕事に対する熱意は人一倍強く、話好きで、その、やや丸味を帯びた親しみやすいキャラクターで場の雰囲気を盛り上げるのが得意だ。

鳥栖隆行は、牛島と同年齢であるが牛島より入所が半年ほど遅い。振り出しは、北海道厚生局麻薬取締部。大柄でがっしりとした体格の割に神経は繊細で、今に到るも独身。彼が最も得意としているのはパソコンで、ハード面・ソフト面ともにかなりの知識の持ち主である。この男が、今回の事件の端緒を開いてくれた。

福原淳司は、三十代前半。痩身で、体格同様に神経の細やかな性格だが、捜査に対する執念は強く、淡々と仕事をこなす。必要なこと以外はあまり喋らず、とにかく口数が少ない。かといって陰湿なわけではなく、あっさりとして気持ちのいい男だ。私と同じく、近畿厚生局麻薬取締部の出身である。

近藤羊子は、関東信越厚生局麻薬取締部出身、入所当初から麻薬輸入業者や製造業者などの許認可業務一筋に従事してきたベテランだ。ただし、捜査経験は皆無に等しい。小倉分室に異動になって初めて捜査に従事するようになった、九州でも数少ない女性取締官の一人である。当時三十歳前後で、痩せ型で神経質そうな雰囲気を持つが、実際はかなり口数が多い。許認可業務をこなしてきたので所管する法律には非常に精通している。余談だが、小倉分室は福岡県小倉南警察署保安課との合同捜査を何度か組んだことがあり、その関係から、よく署に出入りした彼女はある若い署員と親しくなって交際を始めた。めでたくゴールインし、その後退職して現在は二児の母親となっている。

尾形靖男は関東信越厚生局麻薬取締部出身で、ずっと横浜分室勤務だったが、私と同時期に小倉分室に異動してきた。三十歳前で中肉中背、いかにも女性にもてそうな男前。非常に仕事熱心で、大都会の横浜分室で鍛えられてきただけあって、そつなくスマートに仕事をこなす。特に情報収集能力が高く、将来有望な取締官だ。家庭では一児の父親であった。

最後は山富敏昭。この男、九州の国立大学の薬学部を出ており、大学に残って大学院の修士課程に進んでいた。が、ある日、麻薬取締官の募集を見て応募したという一風変わった経歴の持ち主だ。当時は、取締部に入って二年足らずの新米で二十代半ば。明るい性格なうえに真面目で、仕事を覚えようとする意欲も強い。何事に対しても積極的に取り組む、将来が楽しみな若手取締官だ。

これら個性豊かな麻薬取締官を束ねて、私にとって初の「麻薬特例法」を施行した捜査に当たることになった。

「麻薬特例法」には大きく二つの利点がある。

第一に、取引される薬物の種類を厳格に特定しなくても捜査を行えるということだ。麻薬特例法には「規制薬物」という条文が規定されており、それを使って、捜査の端緒を切り開いていく。規制薬物とは、前述したが、大麻取締法に規定する大麻、更には覚せい剤取締法に規定する覚せい剤に加え、麻薬及び向精神薬取締法に規定する麻薬や向精神薬を指す。

我々の従来の捜査では、「誰それが覚せい剤を密売している」という情報を掴み、実際に密売現場を目撃した情報提供者の確たる供述があれば、それを根拠に内偵捜査を進める。裏付けを取ったうえで裁判所から捜索差押許可状を取得、強制捜査に移行する。しかし、インターネット上に覚せい剤密売の書込みがあるといったケースでは、書込みの信憑性が不明なため、捜査の端緒とはなり得ない。つまり捜査自体が行えないということになる。

そこで、麻薬特例法に規定されている規制薬物の条文を使い、「規制薬物の譲り渡し、あるいは所持」といった犯罪事実で令状を取得して強制捜査、即ちガサを行うのである。もちろん、その前に銀行で金の流れを掴み、宅配便業者などに対する捜査を行って密売の確実な証拠を積み上げていく。この場合、薬物の種類を厳格に特定する必要はない。ただ単に「規制薬物」と特定する程度で済む。

また従来の捜査では、覚せい剤密売者を逮捕し、密売の全貌を供述したとすると、密売者が所持していた覚せい剤と同一のものが中毒者やほかの密売者に売買されていれば、即その者たちを逮捕することができる。仮にその残りを所持していなくても、「覚せい剤〇〇グラムを譲り受けた」という事実で、オーケーである。しかしブツの繋がりがない限り、たとえ売人の供述があったとしても逮捕はできない。

ところが麻薬特例法を駆使すれば、密売者の供述や売買した状況を記載したメモ、それを裏付ける物的証拠があれば、例えばブツの繋がりのない半年前の覚せい剤の売買でも、ブツが本当に覚せい剤だったのかどうかまでの特定をせずとも、これまで検挙自体難しかったその者たちを、

「規制薬物の譲り受け」という犯罪事実で逮捕することが可能となる。麻薬特例法は、実に捜査サイドにとって強力な武器となり得るのだ。

第二に、罰金の厳罰化だ。密売者を逮捕した場合には、「覚せい剤取締法」に則って「営利目的」の場合、一年以上の有期懲役か、情状により一年以上の有期懲役及び五百万円以下の罰金に処せられるのが通例であった。

逮捕した密売者を取り調べ、仮に一年間で三百万円の儲けがあったとしよう。すると裁判では、「営利目的」と認められれば、密売者にその三百万円が罰金として言い渡され、国に納付することになる。しかし実際の裁判では、その十分の一の三十万円しか言い渡されないのである。これでは、いつまで経っても、薬物犯罪はなくならず、増え続ける要因にもなりかねない。

ところが、麻薬特例法に則れば、密売者は裁判で三十万円の罰金を言い渡され、それとは別に儲けの三百万円が、密売者の手元に残っていようがいまいが関係なく、追徴金として没収されることになる。このようなシステムであれば、密売者に打撃を与え、薬物密売が割に合わないことを知らしめることができる。

実際には依然、薬物密売は横行している。厳罰化の効果が現れるのはもう少し時間がかかるのかもしれないが、それにしても薬物の魔力と、その闇の深さを感じずにはいられない。

麻薬密売の新たな潮流

　パソコンの世界的な普及とインターネットの整備が進み、我々の日常生活が一変すると同時に、インターネット上の薬物売買の掲示板を利用した違法取引が飛躍的に増え、当時から大きく社会問題化していた。

　我々麻薬取締部でも、全地区挙げてその問題に取り組み、日頃から薬物事犯の検挙に苦心していた。小倉分室においても同様で、インターネット犯罪監視用パソコンを使って監視に当たっていた。主に従事していたのはパソコンやネット関係に詳しい鳥栖隆行である。

　平成十七年十月二十七日のこと。鳥栖は、「ドラゴン・ロード」という名前のサイトに引っ掛かりを覚えた。詳しく調べていくと、「薬物売買掲示板」という名称の掲示板にリンクされているのを見つけた。この掲示板は、不特定多数の人が誰でも自由に投稿でき、実際に薬物売買に関する多くの投稿があった。その一つずつの内容の精査を進めるうちに、ある興味深いサイトに行き当たったのである。

　それが、「エスの宅配便・九州」というハンドル名を持つ者が運営するサイトであった。ネット上では通常本名を名乗らず、代わりにハンドル名、いわゆる「ネット上での仮名」を使い、投稿するのが慣習だ。

　そのサイトでは、「覚せい剤」とは表記せず、隠語である「エス」という言葉を使って、薬物

売買の広告をしていた。そこには、

0・3g　￥10,000
0・5g　￥15,000
1・0g　￥25,000
2・0g　￥45,000

と表示されており、売買される覚せい剤の量は四種類。
また取引方法については、

○○宅配便で発送します。
特に常連客につきましては、直接取引も可能です。

という文言が掲載されており、有名宅配便会社を利用した宅配か、客と直接接触する直取引のどちらかを、要望に応じて選択可能であった。

この投稿は、「平成十七年十月二十二日　二十二時四十二分」に携帯電話からなされていた。また客との連絡手段であるメールのアドレスも把握できた。

私は鳥栖から説明を受けながら、問題のサイトをただ呆然と眺めていた。鳥栖によれば「エスの宅配便・九州」というハンドル名を持つ人物は、それなりにパソコンに通じているらしい。現在ではブログやらツイッターやら、インターネットの世界では日々新たな情報が更新され、多くの人間が参加する巨大メディアになっていると聞く。しかし、私のようなアナログ世代の機械音痴にとっては、このような簡単なサイトを目にしてさえ、よくこんなものが作れるものだと、正直、ただただ感心させられてしまった。

この時点では、このハンドル名を持つ人物がどこに住み、どんな職業で、日頃どんな生活を送っているのか、まったく見えてこない。インターネットというジャングルの奥深く、闇の世界に棲息する得体の知れない者である。今後の捜査で表の世界に引きずり出して、その罪状を暴いていかねばならない。

捜査線上に浮かび上がってきた人物

　その後我々は、当の薬物売買サイトを継続的に監視していたが、これまでのサイトに加えて、同一のハンドル名によるもう一つのサイトがあることが判明した。密売者は、二つの薬物売買サイトを使って覚せい剤密売の広告を投稿していたのである。

　二つのサイトでは、十一月十八日時点で売買する覚せい剤の量が三種類に変わり、その投稿内容は、

0・5g　¥15,000　注射器2本付き
1・0g　¥25,000　注射器3本付き
2・0g　¥45,000　注射器6本付き

とあり、おまけとして注射器まで付いている。糖尿病治療のインシュリン注射用の細長いプラ

スチック製の一CCの注射器であろう。昭和四十年代から五十年代にかけてもっぱら使われていたガラス製の注射器は、とっくに姿を消していた。取引方法も、従来通り「宅配便で発送」とあり、直取引については、新たに「福岡・北九州・筑豊」と場所が指定されていた。

また、「エスの宅配便・九州」のメールアドレスから、サイトへの投稿には、A社の携帯電話が、客との連絡メールには、B社の携帯電話が使用されていることが明らかになった。

まず、B社の携帯電話について、管轄の携帯電話会社に照会した。すると、それはプリペイド式の携帯電話で、購入者は東京都東久留米市在住の女性という回答を得た。早速、女性の身上関係を追跡捜査したが、該当する人物は発見できなかった。架空名義で契約された携帯電話、いわゆる「飛ばしの電話」である。

次にA社の携帯電話を照会した。管轄の携帯電話会社は、契約者の住所と氏名を回答してきた。福岡県直方市大字上頓野に居住する上野智章という男である。「これもどうせ飛ばしの携帯電話だろう」と半ば諦めていたが、直方市役所にこの人物の身上関係を照会すると、予想に反してその人物は実在していた。住所も間違いない。上野智章は四十歳で、同い歳の妻、康子、それに十四歳の息子と六歳の娘がいた。早くも実在の人物が捜査線上に浮かび上がってきたのである。

私はこの人物が密売人、即ち「エスの宅配便・九州」に間違いないと確信した。もちろん、何らかの事情から名義貸しした可能性も考えられた。確信の根拠は言葉ではうまく説明がつかない。長年の捜査経験で培った嗅覚がそう告げていた。あるいは、確信を持つこと、それ自体が今後の捜査を進めるモチベーションとなることを、私は無意識に習慣づけていただけなのかもしれない。

平成十八年の正月を迎えた。慌ただしい毎日のなか、いつの間にか年が変わっていた。我々は、日々起きるほかの事件に没頭していた。もちろん、この事件に対しても断続的な捜査は行っていた。

我々が次に打った手は、二台の携帯電話によるメール送信記録の差押えである。記録を取り寄せて、早速データを分析した。結果、「エスの宅配便・九州」が、毎日複数回にわたって通話やメールを行っている事実を確認。更に、通話やメールの相手方、つまり顧客と思われる人物とのやり取りのメール内容を入手するべく、差押えを継続した。

そこで明らかになったのは、「エスの宅配便・九州」が、顧客に対してメールで代金の振込み口座番号を伝えていたことだ。口座は、九州の有名大手銀行の支店のもので、名義人は「ヤマモトタクヤ」となっていた。

銀行職員の協力を得て、その口座の現金出納状況について調べた。すると昨年十一月七日から今年の二月二十四日までに、リピーター分を含めて六十二件もの現金振込みを確認。一回ごとの振込み金額は、掲示板に記載されていた四種類から三種類の覚せい剤代金とぴったり同じ金額だ。振込み人は、十数名にも及ぶ。

口座は平成十七年十月に開設されており、名義人のヤマモトタクヤという人物は、驚いたことに平成十二年生まれだった。五、六歳の子供である。「エスの宅配便・九州」と、名義人の両親のどちらかとの間に近しい関係があり、子供の名義を貸したものと思われる。なぜ子供の名義なのか――。

恐らく両親のどちらかと、「エスの宅配便・九州」との間に覚せい剤が介在している。だから発覚した時のことを恐れて子供名義にしたのだ。しかし、現時点において「エスの宅配便・九州」の人定が確定していない以上、名義人の関係から捜査することは、無意味と言わざるを得なかった。いずれその辺りの事情については、のちの捜査ではっきりしてくる。

口座には、公共料金の自動引き落としなどの形跡が一切見受けられず、個人名での現金振込みの利用に限定されていた。顧客からの代金振込み専用口座として使用されているのだろう。

そこで、我々は掲示板にあった「○○宅配便」に着目し、直方市を管轄する宅配便会社の事務管理センターに赴いた。捜査対象者を、これまで唯一身上が判明している上野智章に絞り、平成十七年十一月七日から翌年二月二十四日までの間の宅配便配送伝票の検索を行った。

すると、口座の現金出納状況と合致する伝票が続々と出てくるではないか。銀行で確認した六十二件の振込みのうち、五十三件の伝票が出てきた。この伝票の存在は、我々にとって非常に大きな意味を持ち、いろいろな事実を提供してくれる資料になった。まさに宝の山だった。

伝票の精査を進めると、記載されている配達依頼日と口座への振込み日とが連動していた。発送先は実にさまざまで、九州一円はもとより、中国地方、近畿地方、果ては関東地方など、全国に広範囲に散らばっていた。

更に上野は密売当初、福岡県直方市大字上頓野の実際の住所と本名を記載していた。しかし、途中から発送人住所は北九州市などに変わり、氏名も毎回別名に変化している。品名記載欄も、当初は薬品と記入されていたものがフロッピーディスク、文具、雑貨、ＣＤなどと実に多様になっている。

変わらないのは、連絡先欄に「B社の携帯電話」の番号が記載され続けていたことである。飛ばしの電話の番号なので、どんなに捜査されようが、決して足がつかないと高を括っているのだろう。おかげで、我々が伝票を見落とすことはなかった。宅配便が出されている場所が、直方市内のあるコンビニに限定されていたことも、特徴の一つであった。

密売を続けるに当たり、上野はある日、本名や実際の住所を記載していてはマズイと気づき、その後は毎回偽名と偽住所を駆使したのだろう。発覚した場合を想定し、捜査当局からの追及をかわそうという思惑が見て取れる。実に悪質だ。どうせ偽名と偽住所を使うなら最初から使えばいいのだ。初めはそこまで知恵が回らなかったのだろうが、これは致命的なミスである。このことが、事件解決を早める一つの要因になったのは間違いないからである。

更に宅配便の伝票を一枚一枚詳しく見てみて分かったことは、筆跡の違いだ。一人が書いた文字ではなく、最低二人によると思われる筆跡があった。筆圧の強い角張った字と、筆圧の弱い丸っこい字である。

ここまでの捜査を通じて言えることは、「エスの宅配便・九州」は、福岡県直方市に居住し、「A社」と「B社」の二本の携帯電話を所有。それらを駆使する二人組、おそらくは〝男女〟ということである。その条件に当てはまり、疑いが濃厚な人物こそ、上野智章夫妻であった。

次なるターゲットに狙いを絞る

密売人の、より正確な特定に必要なことは顧客の割り出しである。それが密売人検挙への最善の方法なのだ。よって、これまでに入手したメールの分析結果や銀行口座への振込み状況、宅配便伝票をもとに検討を重ね、顧客の中から、我々はある人物に目をつけた。

宮崎県日向市に居住する「来宮幸一」こと安藤幸一。来宮とは上野との取引の際に使用していた偽名である。四十一歳のこの男には窃盗の犯罪歴があった。つまり顔写真がある。顔写真の有無は捜査を進めるうえでメリットが大きい。加えて、麻薬関連の組織に属していない、いわゆる麻薬に関してはまったくの素人であると推定できたのでターゲットに選んだのだ。

実はこの人選は我々の苦い経験に基づいている。暴力団員をターゲットにすれば、仮に逮捕できても覚せい剤の入手先については、なかなか口を割らない。加えて、その間に密売人がその逮捕を知って密売から完全に手を引くか、一切の証拠を消し去って、のちの事犯解明が困難になるのだ。

まず、安藤のメールアドレスから彼の携帯電話の番号を割り出した。直近の平成十七年十月二十九日に、「エスの宅配便・九州」とメールでやり取りをした安藤の携帯電話の番号を確認。早速、確認のためにその番号の名義人を電話会社に照会した。判明した契約者の氏名は、安藤幸一。住所は、宮崎県日向市山下町二丁目X番X号コーポ日向四〇一号であった。

住所をもとに市役所に問い合わせたが、すでに居住していなかった。追跡捜査を行い、宮崎県日向市日知屋X番地に居住していることを突き止めた。家族構成も判明し、内縁の妻の吉原友恵が浮上してきた。

我々は、「エスの宅配便・九州」の密売代金振込み用の銀行口座を精査し、安藤からの振込みが合計八件に上ることを突き止めていた。最終振込み日は、平成十八年二月九日であった。

八回の振込みと合致する宅配伝票を繰ってみた。するとすべての伝票に、届け先として、「宮崎県日向市日知屋X番地、来宮幸一」と書かれていた。「来宮幸一」こと安藤幸一が、「エスの宅配便・九州」から、宅配便を利用して覚せい剤を入手している事実を裏づけるものだ。ただ、我々が収集した証拠に基づいての判断に過ぎず、関係者からの供述のような直接的な証拠ではない。それだけに、今後の捜査の進め方には難しいものがあった。私は、苦渋の表情を浮かべる河津情報官に秘策を授けた。前述した麻薬特例法にある「規制薬物の譲り受け」という考え方である。

私と河津情報官は相談し、近藤羊子と山富敏昭を現地に派遣することに決めた。どちらも捜査経験は浅いが、場数を踏ませるためにあえて二人を選んだのだ。彼等に課せられた任務は多岐にわたった。

安藤の存在確認、「宮崎県日向市日知屋X番地」に間違いなく居住しているという事実の把握、それに伴う住民登録の再度の確認、安藤から「エスの宅配便・九州」の銀行口座への振込みの裏づけ、そして宅配便会社での配送済み伝票の存在確認と配達人からの事情聴取などである。土地勘のない彼等にとっては、初めての大役に相当な重圧と不安を感じていたことだろう。それをおくびにも出さないところは、麻薬取締官の心意気である。

二月二十三日、近藤と山富は公用車で分室を出発した。二泊三日の旅である。その日の午後遅く現地に到着した彼等は、これから陽が落ちるという状況で早速活動を開始した。まず、最初に取り掛かったのは、安藤の住居確認と居住の有無であった。

住居は、田んぼの中の小ぢんまりとした集落の一角にあって、平屋の一軒家だ。状況から考えて張込み自体はさほど大変ではないが、真冬である。エンジンを切って張り込むため暖房が使えない。真冬の寒気は厳しく、車内にいても長時間の張込みはつらいであろうと分室の誰もが想像した。

陽が落ちると、辺り一面漆黒の闇に包まれた。問題の家屋には明かりがともり在室がうかがえた。二人は安藤の外出を期待して、午後九時頃まで張り込んだ。だが一向に外出の気配はなく、これ以降に出かけることはないと判断、張込みを中断した。

結局その日、安藤の姿を確認することはできなかった。ただ一つ判明したのは、安藤夫妻が使用しているとおぼしき車両であった。シルバーの国産車で、住居の敷地に駐車していた。

車の存在は、分室に待機していた者へ携帯電話で伝えられた。すぐに車両ナンバーから、所有者・使用者を調べた。やはり、どちらも安藤幸一名義だ。この一軒家は安藤の住居にほぼ間違いないことが確認できた。こうした情報は、分室の机で収集した資料を眺めているだけでは決して得られるものではない。

翌日の早朝、近藤と山富は宿泊した市内のホテルを出て、安藤の住居に向かった。安藤が仕事に出かける可能性があり、「その姿だけでも肉眼で捉えたい」という思いで張り込んだのである。

早朝に、眠い目をこすりながらの張込みはきついものだ。そんな彼等の思惑とは裏腹に、安藤が動く気配は一向になかった。間延びした時間が続くなか、午前十一時頃、ついに安藤とおぼしき男と妻らしき女が家から出て来て、車に乗り込んで外出していく姿を捉えた。そして車内に設置された望遠機能付きのビデオカメラで二人の姿を撮影することに成功した。

本来ならばそのまま車の追尾を開始する。行き先を突き止めようとするのだ。しかし今回の張込みでは、家屋内に居住する男が安藤幸一に間違いないかという確認に主眼が置かれていたので、あえて追尾を行わなかった。

安藤らが走り去った後、近藤と山富は、静かにその場を離れ、「エスの宅配便・九州」からの荷物を配達した、市内中心部にある宅配便会社に出かけて行った。昼の休憩時間を考え、午後一時過ぎに訪問した。まず、そのエリアを担当する従業員との面会を求め、現れた従業員に対して、安藤幸一の住居に対するこれまでの宅配便の配達状況について、詳細な聞取りに入った。

従業員によれば、安藤の住居に荷物を届けると、いつも中から中肉中背で四十歳くらいの、ヒッピー崩れのような格好をした一風変わった男が現れ、荷物を受け取っている。男は、堅気の仕事をしている雰囲気ではないという。

そこで山富は従業員に、先ほどビデオカメラで撮影したばかりの男女の映像を見せた。すると従業員は、そこに写る男がいつも荷物を受け取っていた人物に間違いなく、女はその妻で、男の代わりに何回か荷物を受け取ったことがあると供述した。期待通りの答えである。

聞込みを終えた近藤と山富は、会社に保管されている最近の安藤に対する配達伝票の提出を求めた。配達伝票の数が厖大なうえ業務多忙につき、自分達で捜して欲しいという。そのため二人は、伝票類が保管されている倉庫に入り、日付順に仕分けされた伝票との格闘を始めた。三時間ほどを要して、八枚のはずの伝票が一枚増えて九枚見つかり、差し押えた。増えていた最終伝票によれば、宅配の受付日は平成十八年二月二十一日で、配達日は翌日となっていた。

二人は、そこを出ると、息つく暇もなく次の捜査対象に向けて車を走らせた。市内のX銀行延岡支店である。すでに営業時間は終わっており、玄関口にはシャッターが降りていたが、行内では銀行員が忙しく働いている時間帯である。

応対に出た担当者は、近藤と山富の申し出に対して丁寧に応じてくれた。その申し出とは、店のATMから送金している人物の映像閲覧である。安藤はこの支店から九件の送金を行っていたのだ。その時々のビデオ映像を日にち順に再生してもらい、人物を確認した。

結果、九件に写る人物はすべて同一人物だった。服装は毎回違うものの、三十代から四十代の男性であることが見て取れた。安藤を目の当たりにしている二人は、そこに写る人物が安藤幸一であると容易に識別できた。

最後の送金は、まさにその日であった。時間は午前十一時二十八分。午前十一時頃、安藤が妻を連れて外出していく姿を、張り込んでいた近藤と山富が確認しており、その目的は覚せい剤代金の送金のためであったことが判明したのだ。我々にとっては、幸運であった。送金に行く現場を直接、取締官の目で捉えたということは、捜査サイドにとって大きなアドバンテージだ。今後、安藤を逮捕した暁には、たとえ「エスの宅配便・九州」との覚せい剤の取引を否認したとしても、取引を裏付ける貴重な証拠となり得るからだ。

しかし、二つの疑問が残った。まず、送金額の二万八千円である。これまでのネット上の広告では、覚せい剤一グラムにつき、二万五千円となっていたが、なぜか三千円高くなっていた。

これまでの経緯から、覚せい剤以外の取引とは到底考えられなかったので、覚せい剤価格の高騰など、相手方の何らかの事情によるものではないかと推察した。

次に宅配便会社と銀行への捜査で奇妙なことが分かった。

宅配の受付が、　二月二十一日
宅配の配達が、　二月二十二日
銀行での送金が、　二月二十四日

従来であれば、「覚せい剤の注文↓銀行での送金↓宅配便会社への持込み↓注文者への配達」という流れになるはずであるが、このケースでは、宅配と送金が逆の流れになっていたのである。これまでの「エスの宅配便・九州」と安藤との多数回にわたる覚せい剤取引で、両者の間に一種の信頼関係が構築されていたから起こった現象ではないか――我々はそう推測した。この二つの疑問点は、逮捕後の安藤への取調べで、その通りであったことが判明する。

捜査においては、このような予想外の事実が判明し、我々もそのたびに多少は動揺する。しかし、いちいち立ち止まってはいられない。それなりに仮説を立て、前に進むしか道はない。

銀行での捜査は午後七時頃までかかった。二人はそのまま安藤の住居へ再び車を走らせた。住居に明かりが灯っているかどうか、つまり在室しているかどうかの確認作業を行うためだ。闇の中に窓明かりが浮かび、容易に在室が確認できた。

二人はヘトヘトに疲れてホテルに戻り、一日の捜査活動を終えたのである。その日は、思いのほか満足のいく結果が得られ、肉体的には相当疲れていたが、反面、精神的には非常に高揚していて、なかなか寝付けなかったという。

翌日、近藤と山富は、午前八時頃ホテルを引き払い、午前中に再び安藤の住居張込みを行ったが、めぼしい動きは見られなかった。その後二人は帰途についた。

捜査における〝好機〟とは

分室に帰り着いた近藤羊子と山富敏昭は、私と河津情報官に詳細な報告をした。私は彼等の完璧な捜査の結果に対して満足感を覚えていた。どんな仕事も過程は大事である。しかし、捜査する相手は人間であり、その行動は我々の想定を度々超える。だからこそ、我々にはさまざまなケースに対処する柔軟さと機敏な対応が求められる。加えて完璧な捜査過程を踏んでいても、一つミスをすれば真実は大きく遠ざかることになる。つまり、結果がすべてなのだ。

捜査経験の浅い近藤と、勤務歴の短い山富というコンビを送り込んだ私は、内心、心配でならなかった。だから余計にこの結果は嬉しかった。一言、褒めてやればいいのだろうが、「すごいな、よくやったな」などの直接的な言葉がどうも私は苦手だ。それは河津や牛島に任せておいた。牛島が二人を褒めながら何か冗談を言い、みんながどっと笑った。

この捜査結果から、平成十八年二月二十一日、安藤が、「エスの宅配便・九州」に覚せい剤、恐らく一グラムを注文し、注文に応じて、「エスの宅配便・九州」が荷物の配送を依頼。それが、二十二日、安藤の住居に配達された。二十四日、その覚せい剤代金が地元の銀行を通じて、「エスの宅配便・九州」の銀行口座に振り込まれたという一連の流れが浮き彫りになったのである。

安藤は覚せい剤を入手したばかりだ。そして我々はその状況を摑んでいる。捜査における〝好機〟とはこのような時期・状況をいう。今こそ強制捜査の絶好のチャンスだ。素早い行動が結果を大きく左右する。この瞬間を逃がせば、次の取引まで相当な時間を要することになり、それだけ事件の解明を遅らせることになりかねない。じっくり時間をかけたからといって絶対にうまくいくという保証もない。

私と河津情報官、課長補佐の牛島は急遽話し合いの場を持ち、最終的に強制捜査の日を三月一日とし、前日の二月二十八日に宮崎県日向市入りして、現地で令状を取得する方針を固めた。二十六日、二十七日の両日は、令状取得のための書類作りに追われたのである。

二月二十八日、近藤羊子と山富敏昭に尾形靖男を加えた三名は、逮捕後の安藤の押送を想定して公用車で、残りの河津情報官以下のメンバーは、日豊本線の特急電車で各々現地に向かった。どちらも半日以上の旅である。

私はというと、逮捕後の安藤の留置手続きやのちの捜査状況の報告、それに伴う指示など、捜査本部としての役割に専念するため、分室で待機した。

現地に到着した河津情報官は、今回の捜査の端緒を摑み、その後も中心的な役割を果たした鳥栖隆行を伴って延岡簡易裁判所に行き、これまでの捜査結果を根拠にし、被疑者を顧客の「来宮こと安藤幸一」名とした麻薬特例法違反被疑事件についての逮捕状及び住居や車両などに対する捜索差押許可状を請求し、発付を得た。

令状請求の根拠を簡単に列挙すると、以下のようになる。

・「エスの宅配便・九州」というハンドル名を持つ人物が、インターネットの薬物掲載板において、覚せい剤の売買を投稿している事実。

・来宮こと安藤幸一が、「エスの宅配便・九州」の銀行口座に入金している事実。

・それに呼応して、「エスの宅配便・九州」が、安藤宛てに発送した宅配便の伝票が存在している事実。

・これまでに「エスの宅配便・九州」と安藤との通話を確認している事実。

・配達した宅配便会社の従業員に対する聞込み内容。

ただし「エスの宅配便・九州」から安藤に渡ったものが、覚せい剤であろうとは想像できるが、実際に誰も目にしたわけではないので、断定はできない。

麻薬特例法成立以前なら、このような根拠だけでは、令状の発付さえおぼつかなかった。しかし今では麻薬特例法を使えば、令状発付も可能となる。これらをもとにして犯罪事実を組んでみると、こうなる。

「被疑者『来宮こと安藤幸一』は、規制薬物をみだりに譲り受ける意思で、平成十八年二月二十一日、自称『エスの宅配便・九州』こと氏名不詳に、福岡県直方市X町○○運輸株式会社直方宅配便センターから発送させ、同月二十二日、事情を知らない宅配業者をして、宮崎県日向市日知屋X番地被疑者住居に配達させた後、同月二十四日、X銀行延岡支店に代金二万八千円を入金し、もって規制薬物を譲り受けたものである」

さて、特急電車で現地入りした河津情報官以下のメンバーは、地元で調達したレンタカーを使い、安藤の住居に対する張込みを行った。翌日の捜索に備えて、在室の有無を確認するためだ。安藤の姿を確認することはできなかったが、室内から明かりが洩れていたため、在室は確認できた。翌日に備えて午後八時頃、張込みを解いた。

特急電車で現地に向かい、わざわざ地元でレンタカーを調達したのにはわけがある。それは車のナンバーだ。北九州ナンバーを付けた車両で長時間の張込み捜査を行えば、地元住人に不信感を与えかねない。最悪の場合、被疑者にそのことが伝わり、捜査の発覚を招くことにもなる。加えて、北九州市から日向市まではかなりの距離があり、本番である強制捜索をするに当たって、現地入りする麻薬取締官の疲労度をできるだけ抑えたいという思惑もあった。

では、なぜ近藤と山富が少し前に日向市入りした時は公用車だったのか。捜査の発覚防止という面では、確かにレンタカーがベターであるのは間違いない。しかしこの時は、張込み捜査よりも裏づけ捜査が主眼であり、彼等にとって使い慣れている公用車のほうがよいと判断した。もちろん、発覚の危険性を最小限度に抑えることが前提である。

そしてガサ当日である。その時の状況を、逮捕手続書などの書類に基づいて再現してみる。

河津情報官以下七名のメンバーは、三月一日午前六時頃から、二台の車を使って、安藤の住居を取り巻くような配置につき、安藤が外出するのを今か今かと待ち受けた。しかし、安藤はすぐには姿を現さなかった。

午前十時になろうかという時、安藤が、ついにその姿をメンバーの前に現した。その瞬間、全員が一斉に車から飛び出し、唖然とする安藤に向かって猛ダッシュした。数秒後には、玄関先の安藤をぐるりと取り囲んだ。

近藤羊子と山富敏昭は、その様子を確認しながら玄関から突入。異変に気づいた安藤の妻は、何事かと訝りながら玄関先に出て来た。彼等は直ちに妻に向かって、「我々は麻薬取締官です。これから捜索しますから動かないで。詳しいことは後で説明します」と告げて、彼女の行動を制した。

今回のように、初めから被疑者に「連れ」がいると分かっている場合、被疑者の身柄を押さえる者とは別に、事情を知っていると思われる「連れ」を素早く確保することも重要になる。だから二手に分かれて、並行して住居への突入を試みるのだ。

安藤の身柄を確保した取締官達は、ひとまず安堵を覚えながらも、急に何が起こっても対処できるように、安藤の一挙手一投足に注意を払い、見守り続けた。そんな緊張感のなか、河津情報官が第一声を発した。

「安藤幸一さんやね」

「ああ、そうやけど……」

「我々は、麻薬取締官です。あなたに令状が出ています」

「な、何のですか」

「まあ、中で説明しますけん、家に戻ってくれんかね。ここじゃあ近所の目もあるやろうし……」

安藤の表情に一瞬動揺らしきものが見て取れた。本人には、我々の言わんとしていることが分かったらしく、おとなしく出て来たばかりの家に戻った。そうして玄関先で、不安気な表情を浮かべる妻とすれ違いざま、「心配せんでもええ」と低い声で呟いた。それから奥の居間へゆっくりと入っていった。その間、我々は、安藤が隙をついてポケット内から覚せい剤や重要な証拠物件を捨てないかとその動きを前後左右から監視した。

別段、不審な行動はなかった。その点、この安藤という男は従順である。多くの場合、被疑者はあらゆる場面で隙を見つけてポケットなどに手を突っ込みゴソゴソする。挙句に我々の目を盗んで、素知らぬ振りでブツを捨てようとする。何とか罪を免れたいという気持ちは分からないでもないが、麻薬取締官がそれを見逃すことはない。我々はそれほど甘くはない。

河津情報官は、部屋の中央に立ちつくした安藤の目の前で、胸から取り出した捜索差押許可状を見せながら、こう切り出した。

「あなたに規制薬物を譲り受けた容疑で令状が出とるけん、今から部屋を捜索するけんね。えぇか」

「規制薬物って何ですか」

訝し気な顔で安藤が訊ねる。

「麻薬特例法という法律で規定されとる覚せい剤やらの薬物や。部屋にあるのか？　あるなら出してくれんかね」

そう迫られた安藤は、無言で俯いた。

「どうした。あるのかないのか、はっきり言ったらどうじゃ。この家を捜索すりゃあ、いずれ分かることだぞ」

「……」

安藤は、ダンマリを決め込んだ。だが、それは逆効果というものだ。我々からすれば、却って

「この家に覚せい剤がありますよ」と言っているように聞こえる。

「分かった。言いたくないなら言わんでもええわ。今から捜索するから」

河津情報官の最後通告を耳にした麻薬取締官達は、各部屋に散らばって捜索を開始した。

近藤羊子は河津情報官の指示で、通謀を防ぐため安藤から妻を引き離した。隣の部屋に移って扉や窓を締め切った後、まず妻に名前を訊いた。すると妻は、住民登録上に記載されていた「吉原友恵」ではなく、「来宮裕子」と名乗った。まったくの別人であった。ここで初めて安藤が通称名として「来宮」姓を使っていた理由が分かったのだ。

我々は、吉原友恵に対する着衣・所持品についての令状を取得していたが、別人であると判明したため、河津情報官の指示で執行を見合わせた。近藤は、来宮裕子にとりあえず持ち物の検査を申し入れた。来宮裕子はそれに応じたが、問題となるような物は何も持ち合わせていなかった。

近藤が質問するうちに、来宮裕子は二年程前から安藤と同棲生活をしており、現在妊娠五か月の身重で、内縁の妻であることが分かった。近藤は、話のやり取りや雰囲気、表情などから、彼女は安藤幸一の起こした事件とは、無関係ではないかと薄々感じていた。

一方別の部屋では、安藤の持ち物について検査を行った。着用していたスウェットズボンのポケットから、財布が出てきた。淡々と中味を床上に出しながら検査を続けると、中から何にも包まれていない裸の状態のチャック付きのポリ袋二袋が出てきた。その中味は、全体的に白みを帯び、「結晶」と、それが潰れてできた「粉末」とが混じり合ったものだ。覚せい剤であることは一目瞭然である。

見つけた尾形取締官は、傍で安藤の動向に注意を払っていた河津情報官に、「出てきた」という視線を送った。気づいた河津情報官は一瞥《いちべつ》し、瞬時にそれが何かを読み取った。そして安藤に「これは、何だ」とただしたのである。安藤はこうなってしまっては言いわけも通じないと思ったのか、バツの悪そうな顔をしながら呟いた。

「スピードです」

「つまり、覚せい剤だな」

「はい……」

「これは、あんたの物か」

「ええ、間違いなかです。でも女房は、私が覚せい剤を持っとることも使っとることも知りません。女房には関係ありません」

「今更そんなことを言うても遅いんやなかか。何で初めから素直に言わなかったんだ」

「すいません」

「あんたなぁ、奥さんのお腹にいる赤ん坊に影響があるとは思わんかったんか。場合によっちゃあ五体満足な子が生まれないかもしれないというのに」

「はぁ。本当に申しわけ……」

「とにかく、この覚せい剤が自分の物やと認めるんだな」

「はい」

「詳しいことは後でゆっくり訊くから、正直に話せ。ええか」

「分かりました」

「ところで、もう一つ訊く。覚せい剤はまだほかにあるんか」

「……はい、あります」

「どこにあるか場所を教えてくれんか。ただし触らずに、口で説明して指し示してくれ」

「はい」

安藤は、部屋の隅に置かれたパソコンの傍に移動し、横の本棚を指した。そして無意識だったのだろう、本棚から何かを取り出そうとしたので、河津情報官は、「触るな！」と叱責した。安藤は驚いて手を引っ込め、

「その真ん中辺りに置いとる名刺入れの中にあります」

と在り処を指し示した。

山富敏昭が、本棚から名刺入れを取り出して中味を調べた。安藤の言った通りであった。何にも包まれていない裸の状態のチャック付きのポリ袋一袋が出てきた。袋の中味は、先の二袋と同じ白い結晶と粉末の混じり合ったもので、覚せい剤に違いない。そこで河津情報官は、こう訊ねた。

「これも、覚せい剤やな。あんたの物か」

安藤は戸惑うことなく、「はい」と素直に認めた。

「我々は、何もかも分かったうえでここに来とるんじゃ。この際すべてを正直に話して、これまでしてきたことを清算しなきゃいかんぞ」

鋭い目つきで河津情報官が言うと、「はい、分かっとります」と殊勝な返答であった。覚せい剤が発見されてしまっては、ジタバタしても仕方がなく、逆に心証を悪くしたくないと思ったの

だろう。その後の態度も従順であった。

さらに延々と捜索は続き、今回の事件を裏付ける「ヤマモトタクヤ」名義の普通預金口座宛ての振込み用紙や宅配伝票、更には携帯電話やパソコンなど、先の覚せい剤三袋を入れて、合計三十二点にも及ぶ証拠品を発見、押収したのである。

簡易鑑定試薬キット「Xチェッカー」

捜索も終盤に近づいた頃、河津情報官は、安藤幸一と内妻の来宮裕子に対して、簡易鑑定を実施することを伝えた。

「今からここで、あんたたちの住居から発見した覚せい剤を検査するから。ええね」

もちろん、彼等が異議を唱えることはない。この簡易鑑定、時には行わないこともある。例えば、被疑者をその場ですぐに逮捕しなければ逃走されてしまうという緊迫した状況下では、悠長に簡易試験をしている暇などないのだ。だから時には、これまでの経験を基に、その〝ブツ〟が覚せい剤かどうかを瞬時に見分け、直ちに被疑者を逮捕することもある。

私も過去、そんなことを何度も経験した。一般の警察官にはそこまではできない。なぜなら麻薬取締部は薬物の専門機関であり、そこに所属する取締官は、薬物のプロフェッショナルだからだ。逮捕要件の中には、「被疑者が、蓋然的に証拠隠滅や逃亡の恐れがあったり、また住居不定といった場合」などの内容の規定があるが、現場で簡易鑑定を行わないことで、逮捕行為が違法云々ということはない。なぜなら簡易鑑定は、逮捕要件には含まれていないからである。とは言え、誤認逮捕を防ぐために実施する必要はある。

簡易鑑定に使う試薬キットは、「Xチェッカー」と呼ばれるものだ。河津情報官は、尾形と山富に眼で合図を送り、それを受けた二人は早速簡易鑑定を開始した。

まず尾形は、発見した三袋の覚せい剤のうちの一袋を取り上げ、袋のチャックを開封。小さなプラスチック製の匙《さじ》を使って、袋内からごく僅かな量のかけらを慎重にすくい、すぐ傍で山富が持っている小型の細長い透明なゴム製試験管の中に、素早く入れた。

それを待って山富は、試験管の口に蓋を嵌め込み、試験管の内部に初めから入っている透明な液体試薬入りの細長いガラス管を、ゴム製試験管ごしに折る。すると、折れたガラス管から出てきた無色の試薬が瞬時に青藍色へと変化した。この試薬は、「シモン試薬」と呼ばれるもので、覚せい剤に反応して変色する。青藍色を呈すれば、覚せい剤というサインだ。

我々麻薬取締官は、もっぱらこの「Xチェッカー」を使用している。警察官は、これとはまた別の試薬を使っているが、メーカーと名称が違うだけだ。試験に要する時間は数分程度。簡易鑑定は、あくまで現場での覚せい剤判定の目安に過ぎない。その一事をもって、覚せい剤に間違いないと言い切ることはできないし、法廷に提出する証拠となりにくい。それ故、のちに本鑑定にかけることが必要となる。

一連の行為を見ていた両名に、河津情報官は試験管内の青藍色を間近で示し、こう伝えた。

「この色になったということは、あんたたちの住居内から発見された三袋の白色結晶は、すべて覚せい剤ということだ」

二人は簡易鑑定自体、初めて見るものであり、説明を聞いたところで、「あぁ、そうですか」とただ頷くしかなかったはずである。安藤の「はい、……分かりました」というやや戸惑った返答からも、その様子がうかがえる。それはまあ当然のことである。もし我々も、このような世界に身を置いていなければ、やはり同じような反応しかできないであろう。

明確な鑑定結果が出た以上、我々としても安藤に対して、直ちに何らかの法的な措置を講ずる必要に迫られる。つまり、「逮捕」である。河津情報官は、三月一日午前十一時二十一分、安藤幸一を覚せい剤所持の現行犯として逮捕した。しかし妻の面前ということを考え、その場で手錠をかけることはしなかった。

「ここまできてジタバタせんな。大人しくするなら、手錠はかけないでおくから」

「もちろんです。ありがとうございます」

その後河津情報官は、補佐の牛島と相談のうえ、安藤幸一の取調べ担当官に福原淳司を当てることを決め、それを基に護送メンバーを決めた。河津情報官、鳥栖、福原、尾形、山富の五名で、公用車を使って安藤を小倉分室まで押送した。所要時間約六時間の旅であった。

残った牛島、近藤は鉄道を使って戻ることにしてその場に残り、内妻の参考人調べを行った。捜索現場にいた者から話を聞くのは、捜査の常道だ。内縁の夫である安藤幸一について、これまでの覚せい剤使用や入手状況、自身の覚せい剤使用の有無などについて聴取した。聴取は三時間にも及んだが、彼女からは、特に新たな話を聞くことはできなかった。

小倉分室に戻ると、早速安藤の住居から押収した覚せい剤を鑑定官に鑑定依頼した。もちろん覚せい剤で、その量は、三袋分で約〇・五グラムであった。

並行して安藤に対する簡単な取調べを行った。覚せい剤所持について認める供述に終始した。また課の残りのメンバーは、四十八時間以内という制約のなか、書類作成に総力をあげた。

安藤は覚せい剤を使用する目的で、ネットを介して覚せい剤を手に入れていた。当然覚せい剤を使っている。だが、形式上それを本人に確かめる必要がある。取調べの中で使用について訊ねた。答えはもちろん「イエス」。そこで両腕の検分を申し出た。安藤は受け入れ、早速検分が行われた。案の定、両腕の静脈の血管に沿って、赤黒く変色した痕が帯状に点々と走っているのが見て取れた。覚せい剤の注射痕である。

注射痕は、病院で注射されたものか、自分で注射したものか、注射部位の消毒の有無、使い古しか新品の注射器かどうかで、痕の残り方が違う。ご存知のように、病院で注射された後の赤い注射痕は、二、三日もすれば自然に消える。

しかし、覚せい剤を使用する者は、通常いちいち注射部位を消毒するようなことはしない。また、その都度新品の注射器を使うようなこともない。中には確かに非常に神経質な覚せい剤中毒者もいた。その輩でさえ、浅い知識で注射部位を消毒することはあっても、その都度新品、あるいは完璧に消毒された注射器を使うようなことはない。だから注射部位にはバイ菌が繁殖して、その後赤黒い傷として残る。

尿提出をめぐる攻防

我々は、安藤に尿の提出を促した。求めに応じて本人は、我々立会いのもと、便所でプラスチック製容器に排尿した。これら一連の行為は、我々の監視のもとで行われるが、実はここが重要だ。

監視がいい加減では不都合が起きる。女性の被疑者の中には、我々の目を盗んで、自分の尿に便器に溜まっている水をほんの少し加えて提出する者がいる。男性の被疑者の場合も、ついでに大便もしたいと言い出し、同様のことをする者がいるのである。そんな物を鑑定にかけてみても、覚せい剤が検出されないのは当たり前で、たとえ検出されたとしても、「疑陽性」止まりだ。

男性の場合、男性用の便器の前に立ってするので監視は簡単である。だが、性器から尿が排泄される様子をジーッと観察しなければならない。緊張からなかなか尿が出ない者が多い。まあ、誰も自分の小便が出るところを人に見られたくはないわけで、当然といえば当然の反応だ。それでも我々はジーッと待つ。

被疑者によっては、「おい、見るな」と言うのだが、誰も見たくて見ているわけではない。誰だってそんなものできれば見たくないのである。だが麻薬取締官は、そうもいかないのである。これも仕事の一つ、考えてみれば因果な商売だ。人間、見たくないものを見ることほど嫌なことはない。

女性の被疑者の採尿には、女性の取締官が立ち会うことになっている。つまり男女を問わず、取締官は被疑者が尿をしているすぐ傍で間違いなく排尿して指定の容器に入れるかどうかを見届けるのだ。

尿の提出を拒む者もいる。その場合には、説得を繰り返して提出するようにもっていくのだが、それでも頑なに拒否する者がいる。どうしても説得に応じなければ、裁判所から強制採尿の令状を取得する。病院で医師から、尿道にカテーテルという管を突っ込んでもらって採取しなければならない。これは、前にも話したようにかなりの苦痛を伴うので、以前体験して痛みを知っている被疑者は、令状を見ただけですぐに我々の要求に応じるものだ。

女性の被疑者が採尿に従順に従うかといえば、必ずしもそうではない。中にはとんでもない強情な者がいる。私が九州地区麻薬取締官事務所に勤務していた時のことである。ある女性被疑者の住居を覚せい剤所持容疑で捜索したが、目的とする覚せい剤は発見できなかった。そこで当時捜査課長だった私は、被疑者に尿の任意提出を求めたが、拒否された。

私が説得を繰り返す間に、強制採尿の令状を取得させた。令状に基づいて、いつも利用している医院へ被疑者を連行し、強制採尿手続きを取った。我々男性取締官は、カーテンで仕切られた診察場所の外で待機し、採尿が終わるのをじっと待っていた。

ところが医師は、待機する我々に被疑者の体を押えるように指示してきた。尿道口にカテーテルを挿入しようとするのだが、被疑者が腰を振ってなかなか入れさせないと言うのだ。

仕方なく部屋に入り、被疑者の肩や腰などを五人もの男性取締官が押さえて医師を手助けした。ところが、それでも強情に腰を左右に振り続け、抵抗を続けた。そして突然に放尿を始めてしまった。

岩の隙間から湧き出る湧水の如くであった。足を押えていた私は、陰部に掛けられた毛布の隙間から、一瞬その光景を目にした。尿は、尻の下に敷かれたタオルケットに徐々にしみ込んだ。あっという間の出来事……。排尿を終えた女は、おもむろに立ち上がるとショーツを穿き、微笑を浮かべながら「これで終わったわねぇ」と言い残して、堂々とした足取りでその場を立ち去って行った。

これには、今までいろいろな経験をしてきた流石の私も呆気に取られた。次に取るべき行動も忘れて、ただ見送るだけであった。まさか、出てしまった尿を戻せと言うわけにもいかない。何もできなかった悔しさが胸を支配した。

私は、「いずれ必ず逮捕してやる」という思いを、悠然と歩いていく女の後ろ姿にぶつけたが、当の本人はどこ吹く風である。尿の鑑定結果が出るまで逮捕はできない。本人がこれで帰ると言われたら止めようがないのだ。仕方がないので、尿が染み込んだタオルケットを鑑定にまわした。覚せい剤は検出された。

その後、女の所在を追っていたところ、知り合いのある所轄署の捜査員から、女を逮捕していることを教えられた。逮捕の経緯は、男女が騒いでいるというラブホテルからの通報で現場に駆けつけた署員が、部屋に置かれていた覚せい剤を見つけ、二人を現行犯逮捕した。その女が彼女だった。しかし女は、峻烈な取調べを受けても否認を続けたという。勾留終了間際に、その情報が飛び込んできた。

間もなく釈放されるという話を聞いた私は、釈放と同時にその身柄を譲り受け、即刻逮捕した。その時の女の顔はまるで般若のようだった。今でも憶えているが、悔し涙を浮かべながら私を睨みつけてきた。

取調べで女は、前回に味を占めたらしく全面否認であった。しかし、我々の捜査手続きの正当性が認められ、その後、覚せい剤使用事実で起訴されたのである。傲慢な被疑者の鼻をへし折った瞬間でもあった。女は後に裁判において実刑判決を言渡されて、服役した。

とにかく、採尿一つとっても、我々取締官と被疑者との間の駆引きということになる。これも一種、凄まじい闘いなのである。

尿を入れた容器は、一度被疑者に持たせて、その場で本人が提出した尿であるということを明らかにするために写真撮影が行われる。写真はのちに採尿時の状況報告書に添付する。このように、採取した尿の証拠保全が厳格になされるのだ。

尿入りの容器を持って取調室に戻り、被疑者の署名した封緘紙を容器の上にクロスさせて貼り、そこに指印をさせる。これは、尿を鑑定に回す前に、取締官が被疑者のいないところで、封緘紙を外して蓋を開け、中に覚せい剤をわざと入れることを防ぐための措置である。いったん剥がした封緘紙は、二度と貼り付かない構造になっている。

これらは公判で被疑者が、「自分の尿ではない」とか、「取締官が、勝手に自分の尿に覚せい剤を混入させた」などと裁判官に訴えるのを未然に防ぐ措置である。

話を戻そう。安藤から提出された尿からは覚せい剤が検出され、その後覚せい剤使用でも追送致し、公判にかけられた。

安藤と上野の接点

平成十八年三月三日、福岡地方検察庁小倉支部に、安藤幸一の身柄付きで関係書類を送致し、その後十日間の小倉拘置支所での勾留が認められ、翌日から本格的な取調べが始まった。取調べを担当した福原からの問いに対して安藤は率直に答え、態度は一貫したものだった。私は福原から逐一取調べの状況について報告を受けていたので、取調べの様子を再現する。数日間にわたった取調べ内容を簡潔にまとめたものである。

――覚せい剤をどのようにして知って、どこから手に入れるようになったのか。

「私は今から五年前の平成十三年、三十六歳の頃にパソコンに興味を持ち、インターネットを始めました。その後すっかりネットにはまってしまいました。

ネットで見つけた薬物関連の掲示板を見ているうちに、覚せい剤を使用すると、『頭がスカッとして、爽快感を覚える』などの効果があることを知りました。それで、覚せい剤を試してみたいと思うようになったのです。でも、地元にはそのような知り合いもおらず、どうやって手に入れたらいいのか見当もつきませんでした。仕方がないので、違法な薬物などを扱う裏物売買掲示板を探し出し、その中の『アイス屋』という薬物密売サイトにアクセスして申し込みました。でも結局、金を騙し取られただけで覚せい剤を手に入れることはできず、初めての試みは失敗でした」

――それからは、何もしなかったのか。

「はい。騙されたことにショックを受け、しばらくその気が失せていました」

――それが、なぜまた覚せい剤を手に入れようとしたのか。

「平成十七年十一月頃でしたか、私は、ふと覚せい剤のことを思い出しました。すると、どうしても手に入れて実際に使ってみたいという思いが日増しに強くなり、懲りもせずに再度裏物売買掲示板に挑戦してみたのです。今度はそこに投稿されていた『エスの宅配便・九州』というハンドル名の人物が運営するサイトに辿り着きました。サイトでは、覚せい剤という言葉は使われず、『エス』という隠語が使用されていました。それが覚せい剤のことだとすぐに分かりました。そのサイトを見て、ひょっとしたらいけるかもと思い、アクセスしました」

――そのサイトが、今回の入手先か。

「はい、その通りです。そのサイトをよく見てみましたところ、

0・3g　¥10,000
0・5g　¥15,000
1・0g　¥25,000
2・0g　¥45,000

と書かれてあり、売買されている覚せい剤の量が全部で四種類あることが分かったのです。取引は、主として『宅配便で発送』となっていましたが、『常連客には、直接取引も可能』という文言が掲載されていました。その内容を見た瞬間、今度こそ覚せい剤が手に入れられそうだと思って、胸が躍りました」

――それで、どうしたのか。

「早速一グラムの覚せい剤を注文しました。その時私は、直接取引を希望しました。以前に騙されていたからです。その後、直接取引に応じるとの返答がきましたので、北九州市八幡西区のJR鹿児島本線黒崎駅近辺のコンビニの駐車場で待ち合わせて、取引することに決まりました。それが、平成十七年十一月初め頃でした」

――初めての取引では、相手とうまく接触できたのか。

「はい、スムーズにいきました。私は、宮崎の自宅から車で出かけて行き、予定通り相手と接触しました。相手は軽自動車に乗って来ており、私がその車に乗り込んで取引をしました。財布から一万円札を出しましたところ、相手は小さな手製の白い封筒を手渡してきました。受け取って、ポケットに仕舞おうとしたら、覚せい剤を少量今ここですぐに飲んでくれと言ってきたのです。驚きました。

相手にとって私は初めての客であり、どんな人間かも分からない。場合によっては警察官で、逮捕するための罠かもしれないという不安があり、試したのだと思います。警察官なら、覚せい剤の服用は断るはずだと。私はその要求を飲み、早速受け取ったばかりの白い封筒から、チャックの付いた小さなポリ袋を取り出しました。もちろん躊躇はしましたが思い切って中の小さな結晶を一つ摘み出して舌の上に載せました。どんな形にせよ、覚せい剤を使うなど生まれて初めてですから緊張しました。印象に残っているのは、口中に広がった苦味です。苦さのあまり、すぐに唾で飲み込みました。相手は私の様子を何も言わずにじっと見つめていました。

通常は、それで取引が終わったわけですから、そのまま別れるのでしょうが、相手は私を信用して気を許したのか、『ウエちゃん』と名乗り、携帯電話の番号とメールアドレスを教えてきました。私は自分の携帯電話に『ウエちゃん』の名前で、それを登録しました。今も押収された携帯電話に登録されています。ウエちゃんと名乗る男は、福岡県直方市に住み、昼間の仕事をしていて、妻がいるなどと、訊いてもいないのに喋りました。私は、こんな商売をしている割に、気さくで明るい男だなぁなどと思いながら、男をよく観察しました。歳の頃は四十歳くらいで、ヤクザのようには見えず、頭にはバンダナだかタオルだかを巻いていました」

——初めての取引についてはよく分かった。その後も続いていたのか。

「はい。その後、ウエちゃんとは電話連絡を取って、十回取引をしましたが、九回は宅配してもらいました。直取引は初回以外に一度だけです。注文していたのは、いつも覚せい剤一グラムでした。初めの頃は、二万五千円でしたが、途中で覚せい剤の値段が高騰したと言われ、二万八千円に値上がりしました。私が逮捕されるまでその価格でした。

結局、合計十一回覚せい剤を買いましたが、その最後が今年の二月二十二日に宅配便で送られてきた一グラムの覚せい剤です。三月一日の捜索で、その使い残しを押収されたわけです。

最後の取引ではこれまでとは違って、注文して送金する前になぜか先に覚せい剤が届き、その後慌てて送金しましたが、こんなことは初めてのことでした。ウエちゃんがなぜ私からの送金を確認しないまま覚せい剤を送ったのか、私には分かりません。おそらくこれまでの取引を通して、一種の信頼関係ができていたのだと思います。

私が注文で電話をかけた際に出てくるのはいつも同じ人物で、声の感じや話し方から、最初の取引で会った人物、つまりウエちゃんに間違いありません」

——これまで話してきたことに間違いはないな。

「はい、間違いありません。いずれそのうち、ウエちゃんを逮捕するんでしょうから、その時に聞いてもらえば分かることです。日時など思い違いをしていることもあるかもしれませんが、だいたいお話した通りです」

——分かった。あなたを信用するよ。

この安藤の供述は重要な意味がある。結論から言えば、「エスの宅配便・九州」は、上野智章に間違いない。

この人物が、「ウエちゃん」と名乗っていたことも「上野」という名前から納得できる。安藤が供述した「ウエちゃん」の年齢と上野との年齢が一致していること、また上野には、康子という妻がいて、二人が福岡県直方市に居住しているという事実、「ウエちゃん」が自ら教えた携帯電話の所有者名が上野であることなど、すべての証拠が、上野智章という一人の人物を指し示していた。

しかしこれまでの捜査結果を検討すれば、この事件は上野智章一人の犯行ではない。その裏で妻が大きく関与しているのは、証拠から考えて明らかだ。我々が入手した宅配便の伝票の筆跡が、男性のものとは別に女性のものがあるということ。また銀行の防犯ビデオには、密売用の口座から四十歳くらいの女性が十万円単位で現金を引き出している場面が写っている。

安藤が購入した覚せい剤が、上野智章・康子夫妻から出たものであることが明白になった以上、モタモタしている暇はない。遅かれ早かれ上野夫妻は、何らかのきっかけで安藤の逮捕を知ることになる。ここは、それを察知される前に一気に勝負に打って出るべきであり、また、そういう時期であった。これは、当初の捜査方針でもある。今後は時間との勝負だ。一日でも早く上野夫妻への捜査を始めるべきだとの機運が、我々の間に一気に盛り上がった。

再び張込み開始

上野夫妻に対する捜査は直ちに開始され、一気に加速した。安藤の取調べに関わる者以外の取締官全員で手分けして、上野夫妻の住居の張込みや動向監視、尾行などの基本的な捜査を行ったのである。

この捜査は、彼等の行動パターンを知り、急襲するタイミングを摑むうえで非常に重要だ。張込みや尾行などの捜査の目的は、まず家族構成を把握し、日常生活でどのような動きをするかを知ることにある。

また、こうした捜査は本来、事件の規模や周りの事件関係者の多少など諸条件に応じて、短かければ数日から一週間程度、長いものなら何十日もかけて、じっくりと行う。しかし今回のケースでは、そんな時間をかけている余裕がない。結局、安藤幸一の事件送致を済ませた翌日の三月四日から六日までの三日間、捜査は徹底的に行われた。

上野夫妻の住む住居は、周りを田圃が取り囲む新興住宅地の一角に位置しており、周りはどの家も見間違えるほど似た造りの建売住宅だ。住宅地は横に細長く、向かい合う家々の間を車がやっとすれ違える幅の私道が走っていた。

問題の上野夫妻の住居は、二階建ての木造家屋で、正面に向かって左側が駐車場と庭、右側は建物という構造であり、敷地は五、六〇坪程度。

張込みでは、上野が毎日午前八時二十分前後に車で出勤し、夕方頃帰宅する姿を捉えた。上野は、時々夜遅くに車で外出することが何度かあったが、あえて追尾しなかった。

なにしろ夜間なので、周囲はシーンと静まり返り、発進音がかなり大きく響くのだ。そのうえ田舎道での尾行は道を走る車が少なく、道幅も狭いために非常に難しい。目立たないよう追尾するには、相当高度なドライビング・テクニックを要する。捜査の発覚防止を第一に考え、断念せざるを得なかった。

長期の張込みであれば、じっくりと時間をかけて、こうした問題点を少しずつクリアできるが、今回のような短期決戦では些細なミスも許されない。無理は禁物なのだ。

方、妻の康子は上野が出かける前後の時間に、中学二年生になる長男と幼稚園に通う長女の二人を車に乗せてそれぞれ送り届け、そのまま職場に直行するという行動パターンを見せた。二人の子供は、絶えず両親と行動をともにしていたので、上野夫妻の住居を急襲すれば、必ず彼等がその場面に遭遇することになる。

子供のいる被疑者の住居を急襲する場合は、子供が学校に行った後にするよう心掛けている。子供達に両親が逮捕される姿を見せないようにするためだ。警察官や麻薬取締官が突然家に踏み込んで来て、親の逮捕を目の当たりにしたら、子供はどう感じるだろう。心の奥に忌まわしい記憶として残り、のちの成長に大きな影を落とすことにもなりかねない。

ただし、それも時と場合によりけりである。非情に聞こえるかもしれないが、今回のケースでは、そこまで斟酌するのは非常に難しい。時間がないのである。だから、さまざまなタイミングを考え、検討した。

上野が出勤するのを待ち、勤務先で身柄を押えるということも考えられた。しかし、上野の会社の連中にそのことを知られ、場合によっては、同僚から妻の康子に連絡がいき、証拠隠滅や彼女自身の逃亡を招く危険性がある。そうなればのちの捜査に大きく影響する。

とにかく、上野の身柄を押さえた時の康子の居場所が問題となる。夫婦で外出中に二人同時に身柄確保するのが望ましい。だが、ベストなタイミングがそうそう訪れるものではない。やはり在宅時、二人の身柄を同時に押えるのが最も理想的である。ここは心を鬼にして、非情に行動せざるを得ない。それが、我々の行き着いた結論であった。二人だけでなく、一家の誰かが家から出て来た瞬間が勝負だ。その瞬間を捉えて踏み込むことに決定した。

捜査から上野夫妻の仕事が判明していた。上野智章は、九州では知らない者はいないほど有名な企業の子会社の社員で、妻の康子は、中規模病院の助産師であった。日本中どこにでもいる、ごく普通の家庭を持つ夫婦と言うことができる。しかしその裏では、善良な一般市民の仮面を脱ぎ捨てて、覚せい剤密売という、世間では許されない違法行為を行う特殊な顔を持っていたのである。

安藤幸一の逮捕からほぼ一週間後の三月七日、ついに我々は、上野智章・康子夫妻の逮捕状を取得し、翌八日の早朝、強制捜査を行うことに決定。逮捕状を請求し発付を得た。それに伴う夫妻の住居や使用している車両、夫妻の着衣、所持品を対象とした捜索差押許可状も併せて請求した。

逮捕状の被疑事実の要旨は次の通りだ。

「被疑者上野智章、康子の両名は、共謀のうえ、営利の目的をもって、みだりに平成十八年二月二十二日、宅配物に隠匿した覚せい剤約一グラム（ポリ袋入り一袋）を、福岡県直方市X町○○運輸株式会社直方宅配便センターから発送し、同月二十二日、事情を知らない宅配業者をして、宮崎県日向市日知屋X番地の来宮こと安藤幸一宛てに配達させた後、同月二十四日、X銀行延岡支店から、同人をして代金二万八千円を指定口座に振り込ませ、もって来宮こと安藤幸一に対し、覚せい剤を譲渡したものである」

強制捜査の日がやってきた。思えば捜査の端緒を捉えてから、日々起こる事件を処理しつつ、四か月強という時間を要した。焦らず一歩一歩着実に歩を進めてきた結果、ようやくここまでたどり着いた。

密売人を強制捜査

我々は、午前六時頃に分室に集合し、直ちに二台の公用車に分乗して目的地に向かった。口には出さなくとも誰もが捜査の成功を願っていた。

一台は、鳥栖隆行が運転し、私、福原淳司、尾形靖男の三人、またもう一台は、山富敏昭が運転し、河津情報官、牛島喬、近藤羊子の三人が乗り込んでいた。

公用車は二台ともワゴン車を使用した。どちらのワゴン車にも、運転席、助手席のすぐ後ろから後方にかけて、窓には黒いフィルムが貼られカーテンまで掛けられている。張込み時に車内を覗かれても、外部からはほとんど見えないため、中に人がいるのかいないのか分からない。

我々は、正面のフロントガラスを通して、あるいはその窓のカーテンの隙間からフィルム越しに、目的の家屋の玄関先や窓などを監視するのである。当然その間我々は息を潜めてただただ注視するため、かなりの緊張を強いられる。

上野夫妻の住居に向かう道中、車内では誰一人無駄口を叩く者はなく、各々これまでの捜査経過を思い浮かべながら、闘志を漲らせていた。傍から見れば、一種異様な空気に包まれていたに違いない。

我々は、午前七時頃に現場に到着し、直ちに二班に分かれて定位置である住居前の私道の両端に停車。張込みに入った。それぞれが停車した位置からは、玄関先やその横の駐車場からの人の出入りが遠目にも一目で分かるため、各々の班は、連絡を取りながらその出入りの有無を注視して、急襲のタイミングを静かに待ち続けた。

三月八日は、暦のうえでは春であるが、まだまだ肌寒い日が続いており、そんな早朝からの張込みでの我々の敵は、何といっても寒気である。

私の乗り込んだ車が現場に到着して張込みが開始されたが、運転席に座る鳥栖は車のエンジンを切らず、しかもカーテンで覆われた後部に移ろうとしなかった。これでは、「張込みをしていますよ」と言っているようなものである。

早朝ゆえにエンジン音が付近一帯に大きく響く。張込みにおいてエンジンを切るのは当然であり、静かに時を待つのが常道である。私は、怒りを押えながら、「エンジンを切って、後ろに移れ」と低い声で指示した。鳥栖は、はっとした表情を浮かべて直ちにその指示に従った。人間は弱いものだ。これほど果敢に捜査に当たっている男でさえも、ふっと気を緩ませてしまう。

待つこと一時間半弱、ついに動きがあった。この一時間半弱という時間は、遊んだり飲みに行ったりしている時にはむしろ短いと感じられる。だが張込み現場では数時間、いやそれ以上に感じられるものだ。私の場合は、いつも一点を見据えながら、心の中で「早く出て来い、出て来い」と呪文のように何度も唱え続けていたものだ。

時刻は午前八時二十四分。住居側面から庭に出てきた上野智章の姿を、河津情報官の班が捉えた。直後、車載の無線機の音が、それまでの静寂を破って我々の車内に轟いた。脳内のアドレナリンが噴出する瞬間だ。

「今被疑者が庭に出て来た、出て来た！」

無線連絡を耳にした私は、音を立てないように静かにドアを開け、急いで車外に飛び出した。上野夫妻の住居からは死角になる場所を選びながら、小走りで上野に近づいていった。

まず隣家よりの道路際から住居の門扉まで行き、そこを潜って、建物沿いに歩を進めて庭に行き着く。その際、相手に気づかれないように、できる限り足音を忍ばせるのが重要だ。慌てるあまり、バタバタしてはいけない。

庭先に飛び込み、上野智章の姿を目に捉えた瞬間、私は上野目がけて猛ダッシュし、抵抗する隙を与えずに身柄を確保した。その後、河津情報官の班の連中も、ほぼ同時に次々と到着し、一斉に上野を取り囲んだ。その間、一分と要していない。

それを見届けた私は踵を返し、上野康子の身柄を確保しようと軒先から屋内に飛び込んだ。そこは八畳くらいのリビングルームで、外の光景に気づいて呆然と立ちつくす上野康子がいた。私は、上野康子に近づき、「我々は、麻薬捜査官。ガサや」と告げたが、その時の彼女は、何が起こっているのか理解に苦しむといった表情を浮かべたまま、返事もできないほどの恐怖に囚われていた。

そして彼女の近くには、二人の子供達が目を見開いて事の成り行きを見守っていた。だが、斟酌している余裕などなく、私の頭の中には、後続の連中のために玄関を開錠することしかなかった。上野康子に向かって怒気をはらんだ声で、「玄関口まで来てくれ」と言い、玄関口まで行って開錠し、扉を開けたのである。

私はすぐに、上野康子と再びリビングルームに戻った。時を同じくして庭先にいた取締官たちが上野智章とともに住居に入って来た。その時点で我々メンバー全員が顔を揃えていた。

河津情報官に代わって、令状執行という大役を任された鳥栖隆行が、おもむろに捜索差押許可状を取り出して見せながら、まず上野智章に住居内を捜索することを説明し始めた。午前八時二十六分であった。

説明が一段落したのを見届けて、今度は私が鳥栖から借り受けたその令状を上野康子に呈示して、同じような内容を説明した。そして鳥栖は、「それでは、始めましょうか」と全員に声をかけ、捜索が開始されたのである。

鳥栖は今回の事件の戦端を拓いた功労者であり、それは誰もが認めるところである。さらに「ナンバー4」の彼にも、そろそろ捜査指揮を勉強してもらおうという意図もあり、今回は鳥栖にすべてを委ねていた。もちろん私や河津情報官、それに課長補佐の牛島が、陰から鳥栖を支えた。

鳥栖の第一声を聞くや、牛島が上野に、「ここに覚せい剤はあるのか」と訊いた。上野には、ついに来るべき時が来たという諦念があったのだろう、問いかけに対して迷うことなくはっきりと、「はい、二階にあります」と応じたのである。

そこで私と山富敏昭、近藤羊子の三名を除く全員が、上野の案内で二階に上がって行った。残った我々は、リビングルームを中心に、上野康子の立会いのもと、捜索を始めたのである。

罪のない子供達

上野夫妻の二人の子供のうち、まだ幼い六歳の長女には、まったく事態が理解できないようだった。もちろんこんな幼い子に、我々が麻薬取締官という警察関係の人間で、お父さんとお母さんを逮捕しに来たなどということが分かるわけがない。「たくさんの大人が来たなあ」と思ったくらいであろう。母親である上野康子にじゃれつく無邪気な姿が胸に突き刺さった。一方、中学二年生の長男は、場の雰囲気や我々の言動から、我々の来訪が何を意味するのか何となく感じ取っているようだった。

長男は、「お母さん、僕、学校遅れるわ」と言い、いつものように学校へ送って欲しいと訴えた。そう言われても麻薬取締官が家に乗り込んでくるという尋常ではない状況では、上野康子にはどうすることもできない。困った顔をしながら、ただその訴えを聞くしかないのだ。

見かねた私は山富に、長男を中学校まで車で送るよう指示した。心配そうに何度か母親のほうを振り返りながら出て行った長男にとって、その時が両親との長い別れになった。この光景は、今でも私の心の奥底にこびり付いて離れない記憶の一つである。多感な年頃の彼にとって非常につらく悲しい出来事であり、そのショックは計り知れない。

我々から見れば、上野夫妻は社会に害毒を流す覚せい剤の売人であり、許すことのできない社会の敵である。だがしかし、彼ら子供達にとっては、かけがえのない両親なのである。

この幸福であったはずの家庭が、残酷にも一瞬にして崩壊した。当然の結果なのだが、子供達には同情の念を禁じえない。親の身勝手な犯罪――。上野智章にしろ、妻の康子にしろ、いずれこうなることは分かっていたはずなのだ。何度となく覚せい剤を扱っていながら、ただの一度も子供達の顔を思い浮かべなかったのだろうか。いや、そうではないと私は信じたい。やはり覚せい剤の快感には、勝てなかったのである。覚せい剤の持つ魔力の前ではいかなる人間も無力であり、その悪魔の囁きは、人間を虜にする恐ろしい力がある。麻薬は〝魔薬〟なのだ。

私は、出かけて行く長男の後ろ姿を見送りながら、ふとこの二人の子供達の今後の処遇に思いを馳せた。遅かれ早かれ上野夫妻を逮捕することは目に見えている。両親が刑務所に入った後に、この子供達の面倒を見る者の必要性を感じていたのである。

そこで上野康子にそのことをそれとなく訊いてみた。上野康子は、自分が逮捕されることを自覚しており、近くに住むという夫の両親に預けたいと漏らしたのである。

早速私は、近藤羊子に、二階にいる河津情報官や牛島達を呼びにやらせ、降りて来た彼等と協議した。最終的に上野康子の意向を尊重し、現場に上野智章の両親を呼ぶことに決定して、上野康子に電話で連絡を取らせた。

その際私は、一言警告を与えた。「事件のことは来てもらったら説明するから、余計なことは一切喋らんように。そうやなかったら、すぐに電話を切るからね」。今回に限らず、これは被疑者にやむを得ず電話をかけさせる必要性が生じた場合に伝える文言である。中には警告を無視する輩もおり、そのような場合には、立ち会っていた取締官が即刻電話を切る。被疑者が電話の相手を使って、証拠隠滅を図ることを防ぐためだ。

上野康子は、少し震える声で通話を始めた。

「お父さん、康子です……。今、麻薬取締官の人達が家にやって来て、捜索を受けています。……子供のことを頼みたいので、すぐに来てくれませんか。ええ、そのことは来てもらったら説明しますから。ですから、すぐに来てもらえませんか。お願いします」

知らせを聞いた両親は、それから一時間も経たずに、驚いた様子でやって来た。二人とも老け込んではいないが、髪はすでに真っ白い。河津情報官が簡単に事の顛末を説明したところ、父親は声を震わせながら、上野夫妻に向かって怒鳴った。

「お前達は、何ちゅう馬鹿なことをしたんや。二人の子供がおるというのに！」が、今更怒ったところでどうにもならない。落ち着いた頃を見計らって河津情報官が、二人の子供達の面倒を見て欲しいと改めて依頼した。両親は、もちろんその申し出を受け入れた。その後両親は、孫である長女を連れて、寂しそうに肩を落としながら帰って行った。私は、割り切れない一抹の虚しさを感じたが、「これも仕事なんだ」と自分に言い聞かせて、しおれそうな気持ちを奮い立たせた。

後日、事件が解決してしばらくして、上野智章の父親からこんな話を聞いた。要約すると次のような内容である。

「私達夫婦は、嘱託の仕事から得るわずかなお金と年金とで暮らしているので、余裕のある生活を送っているわけではありません。むしろ苦しいくらいです。そんな経済状態では、私達が二人の子供達の面倒を見ることなどできそうもないので、嫁の康子の両親と相談して、一人ずつ子供を引き取ることにしました。

先方も、私達同様に年金暮らしで余裕のない生活を送っております。私達は長男を預かり、先方は長女を預かっております。長男は、両親の逮捕については薄々気づいており、見ていられないくらいに落ち込んでいます。野球が大好きな子でしたが、両親の逮捕以後、所属していた野球部を退部しました。

長女の方は、最初はおじいちゃん、おばあちゃんの家に行ったということで、たいそう喜んでいたそうですが、そのうち『お家に帰りたい』と言い出し、夜になると『おかあさーん』と言っては、泣くそうです。長女には、もちろん本当のことなど言えず、両親は病気で入院したと話しているそうです。毎夜泣くので、ホトホト困っているようです」

心に滲みた被疑者の一言

このことで思い出したエピソードがある。平成五年八月から平成九年三月まで私が勤務した東北地区麻薬取締官事務所時代のことである。

事務所は、宮城県仙台市にある。そこで捜査課長をしていた私は、十月半ばの午後八時頃、部下五人と一緒に、仙台市郊外に住んでいた覚せい剤常習者の住居を急襲したことがあった。被疑者は三十代の男で、妻と幼い二人の子供がいた。

捜索では、覚せい剤の発見には到らなかった。しかし部屋からは、覚せい剤注射に使われたインシュリン注射用の細い注射器や白色の粉末（もちろん覚せい剤である）が僅かにへばりついた空のパケが見つかった。しかも被疑者の両腕の静脈上には、赤黒い注射痕が点々と無数に走っていた。その中の一点は鮮やかな赤色で真新しい。

この男、秋とはいえ東北地方なので冷え込む季節にもかかわらず、異常に汗をかき、ニタニタと嗤いながら我々に抵抗し挑発を繰り返した。言動には明らかに異常が見られた。覚せい剤による症状そのものであった。

私はそれでも男に対して、長時間に及ぶ捜索中、尿の提出について説得を試みた。だが頑として応じず、拒否し続けた。私は、「これ以上は無駄だ」と判断し、前もって裁判所から発付されていた「強制採尿令状」を執行した。

連行しようと腕を掴もうとした途端、男は抵抗して床の上に大の字に寝転がった。手足を前後左右に振りまわし、まるで駄々をこねる子供である。そこで私は、六人がかりで男を抱えて病院まで連れて行くことにし、「手足を抱えろ、連れて行くぞ」と指示した。

男は、その言葉を聞いて益々暴れ出し、一、二名の取締官は、あまりの暴れぶりに圧倒されて立ちすくんだ。私は、「お前ら、こら、何をやっとる！　しっかり手足を押えて抱えんかい」と発破をかけた。そして一斉に飛び掛った。

足のほうから近づいた一人の取締官が、振り回している足を掴もうとした途端、思い切り後ろに蹴り飛ばされた。私は男に、「お前、蹴っ飛ばしたなあ。そんなことして、許されると思っとるんかい。公務執行妨害やぞ！」と怒鳴った。だが、蛙の面にションベン、抵抗は収まるどころか益々ひどくなった。

足側に回っていたもう一人の取締官は、抵抗を封じるために、腰から取り出した特殊警棒で男の向こう脛《ずね》を一撃した。この警棒は伸縮自在の鉄製で、手錠や拳銃と同じく我々麻薬取締官や刑事が逮捕に赴く際の装備品の一つだ。

これで殴られれば、通常は相当な痛みを伴い、抵抗が止むものだが、この男は覚せい剤の効果であまり痛みを感じないらしく通じなかった。そこでやむを得ず同じ箇所を数回殴りつけた。向こう脛と言えば、弁慶の泣き所である。常人であれば激痛を感じ、「ぎゃぁー」とか「痛ててて」

などと大声を張り上げそうなものであるが、声さえ上げない。

傍でこの光景を見ていた男の妻とその子供達は恐怖にすくみ、最初は口もきけなかった。だが、そのうち妻が、「やめてぇー」と声を張り上げ、子供達は堰《せき》を切ったように泣き出した。男は、妻の一言に正気を取り戻したのかやっと抵抗をやめ、「採尿に応じる」と言って大人しくなった。

罪のない妻子の目の前で手荒な真似はしたくはなかったが、これも職務の一つ。職務遂行のため、非情に努めなければならないこともある。指揮官としては、つらいものがあった。

いつも採尿依頼をしている病院まで男を連行した。そこで私は、医師がカテーテルによる採尿を試みる前、男に再度尿の提出を促したのである。すると、自分で採尿してみると言う。そして我々の監視のなか自ら尿を採取したが、これは法律の手続き上では、すでに任意提出ではなく強制採尿に当たる。

その際私は、覚せい剤の最終使用について問いただした。すると三日ほど前と素直に答えた。しかし、採尿を終えた被疑者はこう嘯《うそぶ》いた。

「小便を出したんだから、もう用はないよなぁ。帰るわ」

その言葉に私はカチンときた。同時に、今後逃走する可能性が大きいと判断し、咄嗟にその場での被疑者逮捕を考えた。被疑者の「覚せい剤を使用した」という供述や、腕の注射痕、また住居から発見された注射器や覚せい剤が付着したパケ、陽性反応が出るであろう尿の存在などを根拠に、緊急逮捕しても法的に問題はないと判断したのだ。

我々の事務所での尿の鑑定に要する時間は、一時間ほどである。各都道府県警察の科学捜査研究所と比較すれば、格段に鑑定時間が早い。こうしたケースでの緊急逮捕という方法は、未だどの捜査機関でも行われていなかっただけに、実際行えば、画期的な捜査手法になる。先例を作る意味でもやる価値はあった。が、上司である所長に連絡した際、言下に否定されたため、諦めざるを得なかった。緊急逮捕に関しては、日頃から検事と議論を重ねてきたことであり、可能との見解を得ていただけに悔しかった。

私は、部下とともに男を住居に送り届けた。ここでも所長から「被疑者を送る必要などない。自分で帰らせろ」と猛反対された。しかし私は、その指示を無視した。車中で私は、男に語りかけた。

「尿を鑑定すりゃぁ、覚せい剤が検出されることは間違いないわな。そうしたらお前には長い懲役が待っとる。これまで女房子供に散々迷惑かけて、何一つ父親らしいことはしていないんと違うか。とにかく二日だけ逮捕を待ってやる。三日目の朝九時に迎えに行く。逃げる、逃げないはお前次第や。女房や子供と満足いくまで楽しんで、寸暇を惜しめ」

許されることではないのだが、どういうわけか情をかけた。妻と子供たちの泣き叫ぶ声が耳を離れなかったからなのか、今となっては覚えていない。そして約束の日、男は逃げずに、住居で我々の到着を待っていた。

その際一言、「ありがとうございました」と、礼を言ってきた。この一言は、滲みた。正直なところ、心の底では「どうか逃げないでくれ」と二日間祈り続けたのだ。男の顔を見るまでは、実際の話、ヒヤヒヤものであった。

次々に出てくる証拠品

上野智章とともに二階に上がった牛島達は、上がってすぐ目の前の寝室になっている洋間に入った。上野は右手奥の押入れの上段を指で指し示しながら、

「その中、ああ……、そこにある、それ、宅配便の箱」

と覚せい剤の隠匿場所を教えた。

そこで長身の鳥栖が、押入れの上段からダンボール箱を取り出して床上に置き、牛島が中味を調べ始めた。すると、中から覚せい剤やそれに関する物が続々と出てきた。我々にとってみれば、まるで沈没した中世の船から引き揚げられた、宝箱のようなものである。

まず、最初に取り出したのは緑色のポーチ。その中から、小さく作り変えられた白色封筒の束が輪ゴムに留められて出てきた。

上野が見守るなか、封筒の中味を一つずつ確かめ始めた。中からは、小型のチャック付きポリ袋に入った白色結晶が一袋ずつ出てきた。次に取り出されたのも、やはり同じ形態で、白色封筒に一袋ずつ入ったポリ袋入り覚せい剤十六袋であった。更に同様の形態の覚せい剤、合計五袋も見つかった。

その他に、容器入りのバイアグラ多数、また覚せい剤小分けの際に使われるゴム製手袋三組、プラスチック製スプーン一本、チャック付きポリ袋多数、オレンジ色のキャップ付きプラスチッ

ク製注射器一本などが、続々と出てきた。

その後もダンボール箱の奥に置かれている衣装ケース上からは、ピンク色の紙袋が見つかり、中を調べると、内部に緩衝材が貼られた宅配便伝票付きの白色封筒と、紙袋が出てきた。紙袋内には、同様の形態の覚せい剤、合計四十三袋にも及ぶ大量の覚せい剤が見つかったのである。緩衝材付きの封筒内にも、もう一袋覚せい剤が入っており、それと同時にプラスチック製注射器二本も発見された。

次に押入れ下段には、紙袋が置かれており、中からは、覚せい剤が付着したものを含めチャック付きポリ袋多数、また「DIARY」と書かれた手帳、更には「MARKETING　DIARY　2005」と書かれた手帳など、数多くの貴重な証拠物件が続々と出てきた。

一方、一階のリビングのテーブル上には、黒色のセカンドバックが置かれていた。一見して男性用であることは明らかであり、上野が普段使っているものと見られた。中身を精査すると、これまでと同様の注射器三本、チャック付きポリ袋入り覚せい剤四袋、手帳一冊、上野智章名義のキャッシュカード、財布に入れられたチャック付きポリ袋入り覚せい剤一袋などが発見された。

この手帳には、「DIARY」と書かれた手帳や「MARKETING　DIARY　2005」と書かれた手帳と同様に、覚せい剤が売買された状況が克明に記載されていたのである。

それらは、事犯を解明するうえで、非常に重要な資料となり得るものであったし、のちにそれら資料を基にして、覚せい剤密売状況を詳細に解明するのに大いに役立った。

一階の部屋の捜索は上野康子が立ち会ったが、その途中、隠していてもいずれはバレると思ったのか、自ら「玄関口横の洋間の押入れに、客からの覚せい剤代金の振込みに使っていた通帳があります」と告白した。

そこで私を含めた取締官は、上野康子とともにその部屋に行き、隠匿場所を指し示させた。早速押入れの中の物を取り出して、一つ一つ念入りに調べていった。

女性物の黒い手提げバッグがあり、中からありふれた女性用の財布が出てきた。私達は、その中に上野康子が言う通帳が入っていると思い、中味を覗いた。しかし、そうではなかった。出てきたのは、主に紙幣とキャッシュカード類であった。束にされた紙幣を手に取って数えてみた。千円札が多くあり、数えるのに手間取ったが合計すると八万八千円であった。

通帳はどこにあるのかと、次々に調べた。すると衣装ケース内から黒のポーチが出てきたので、慎重に中味を確認した。すると中から紙幣や硬貨と一緒に、捜していた「ヤマモトタクヤ」名義の普通預金通帳が出てきたのだ。一緒に出てきた現金は、総額二十五万九千二百円であった。

これらの金は、通帳と一緒に置かれていたことから考えて、すべて覚せい剤密売で得られた不法な収益、つまり売上金ということになる。状況的に間違いないので押収した。

結局この捜索で見つかった覚せい剤の袋は七十六袋に到った。これら以外に、麻薬及び向精神薬取締法に規定されているMDMA一錠、〇・四グラムも発見した。

捜索に立ち会った上野康子を、私は最初からそれとなく観察していた。初めは気丈に振舞っていたが、時間の経過とともに事の重大さを認識してきたのか、動作は緩慢になり、やがて捜索終了の頃には我々の指示に対して、動けなくなって椅子に座り込んだ。

方の上野智章は妻のように動けなくなることはなかったが、実際のところ、内心は女房とそれほど変わらなかったのではないだろうか。夫婦で覚せい剤を密売するという、大胆な行為を行っていたにもかかわらず、極道のように、平然と振舞うことはできない。やはり二人とも素人である。


捜索も終盤に近づいた頃、河津情報官は上野智章・康子夫妻をリビングルームに呼び寄せた。

「今から、部屋から見つかった白色結晶について、覚せい剤かどうかの検査をします。いいね」

二人とも黙ったままで、ほとんど反応はなかった。河津情報官は、尾形と山富に、「Xチェッカー」での簡易鑑定を行わせた。

結果、シモン試薬は青藍色を呈した。覚せい剤だと示したのだ。

被疑者の虚しき抵抗

午前九時四十三分、上野智章・康子夫妻を、夫婦共謀による、営利目的での覚せい剤七十六袋の所持事実で現行犯逮捕。すると上野は、それまでの協力的な態度を豹変させた。逃げに入ったのである。

「ネットで買ったけん、中味は分からんかった」

その言葉に怒りこそ憶え、我々が動揺することはなかった。そこは、何度となく修羅場を潜り抜けてきた面々である。怒りを胸に収めつつ、河津情報官は、少し強い口調で、上野智章に問いかけた。

「中味が分からなくて、我々の『覚せい剤はあるのか』という問いに対して、『二階にある』という返答ができるんか、おい。それはちょっとおかしいよなあ」

「いや預かったものでした」

上野智章は、失言だったと思ったのか前言を翻して、嘘を上塗りした。

「このシャブは、お前達夫婦のものやなかか」

上野は何も答えない。いや答えられないのだ。

「何のため持っていた？　これまでに何人にも売ったんやろう？　売るために持っとった、そういうことやなかか」

「……」

「おい、この期に及んで言いわけが通用するか。ええ加減にせい」

上野智章は、その後口を噤んだきり何の問いかけにも応じず、黙したままであった。肝心の覚せい剤を所持していた目的や、妻の関与などについては、一切口にしなかった。

一方の上野康子は、我々の「逮捕」という言葉に対して敏感に反応し、睨みつけるような目で反論してきた。

「なんでウチが逮捕されるのか、納得できんよ」

強い口調だったが、それだけに虚しく響いた。

「夫婦で、覚せい剤ば密売しとったんやなかか」

無言のまま、目だけは反抗を続けている。

「あんた達の寝室から覚せい剤が出てきているのに、知らなかはずなかやろう」

「夫がしとったことを、妻が全部知っとるわけやなかでしょ」

「じゃあ、何を知っとるんや。出てきたものがシャブということは知っとったちゅうことか」

「夫婦やけん、知らんと言えば嘘になるけど……」

「とにかくあんたが、出てきたシャブに関係しているのは間違いなかよなあ、どうや」

目の光は徐々に失われていった。

「何か言うことはないんか」

「……」

こちらも、都合が悪くなると口を閉ざした。覚せい剤がなぜ住居にあったのか、その覚せい剤をどうしていたのかなど、覚せい剤の所持や密売に関しては、何一つ話さなかったのだ。いや、話せないのだ。

被害者的な態度を取る二人とのこんなやり取りを傍で聞いていた私は、彼らに憐れさを感じていた。我々がこれまでの捜査で収集した証拠や今回の捜索で得られた証拠品をもってすれば、その場しのぎの言いわけなど愚にもつかない。二人を全面自供に追い込むのはたやすい。彼等もこれからの取調べで、そうせざるを得ないと認識するのである。

この夫婦は、飛ばしの携帯電話を使ったり、客からの振込先の口座を他人名義にしたり、架空の名義で覚せい剤の入った荷物を発送したりと、さまざまな手段を駆使して、捜査機関から目を付けられないように最大限の注意を払ってきたつもりなのだろう。だが、所詮人間のやること、完全というものはない。

彼等に限らず、このような罪を犯す者達が捕まった場合、「今の世の中、インターネットを利用した薬物事犯が数多あるなかで、ここまで完璧を期して注意を払ってきたのに、なぜ自分達が捕まるのか」という憤りを抱くだろう。それ故、無駄と知りつつ苦しい言いわけをし、あえて抵抗を試みたのだと私には思えた。

しかし、我々麻薬取締官が、彼らのもとに令状を持参して来たことの意味は、本人達には充分に分かっているはずだ。頭では言いわけが無駄なことは分かっている。しかし、心は納得せず受け入れがたい現実に対して反発せずにはいられない。犯罪者の悲しい性とも言うべきものである。

今回、その場で二人を、夫婦で共謀して覚せい剤を所持していたという事実で現行犯逮捕したが、とりあえず用意していた逮捕状の執行は見合わせた。というのも、今後の取調べにおいてもこのような態度を取り続けることが充分想定され、それが事犯解明のうえで大きな障壁となり得る。そんな時、逮捕状の執行という手を使って、「これでもとぼけるのか、逮捕する限りは必ず事件を立件して、裁判にかけるぞ」という我々の強い意思を見せて被疑者の動揺を誘い、自供を引き出す方法を取ろうと考えていたからである。この手の方法は、麻薬取締官に限らず、警察においても取られており、捜査機関にとっては、非常に有効かつ決定的な武器となり得るのである。

結果として我々は、覚せい剤を含む百三十九点もの多量の証拠品を発見して、捜索終了をみたのである。しかし捜索終了時、その場にいた取締官の誰一人、予想だにしていなかった落とし穴があったのだ。それが判明するのは、後の上野康子に対する取調べにおいてであった。いわゆる捜索漏れである。しかもそれは、今後の事犯解明にはなくてはならない非常に重要な証拠品であった。今考えても、冷や汗が出るほど恥ずかしい失態である。このことについては、のちに詳しく述べることにする。

被疑者も取締官も所詮人間

私を含む我々全員は、口にこそ出さないが、覚せい剤とそれに関わる密売の道具を大量に押収し、所期の目的を達成したことに対する喜びに満ち溢れて、意気揚々と分室に引き揚げた。私自身、心の中でまずまずの成功と自負していたが、それはその場にいた誰もが共有していた気持ちでもあった。

早速取調べ担当者を除く全員で、送致手続きの作業に入った。全員の顔に疲れの色は微塵もなく、生き生きとしていた。

上野夫妻の取調べが始まった。上野智章については鳥栖隆行が、また上野康子については近藤羊子が担当した。逮捕後の上野夫婦に対して、一番最初の手続きとして、まず弁解の機会を与えて、その弁解を聞く取調べと第一回目の簡単な取調べで、上野康子は次のように供述し逮捕事実を否認したのである。

「私が逮捕されるのは納得できない。家から覚せい剤が出てきたのは確かだし、覚せい剤があることも知っていた。しかし私のものではない。夫が勝手に持っていたものなので、私は逮捕事実については何も知らない」

捜索現場での言いわけとほとんど同じであった。しかもその供述を聞く限りでは、被害者意識が強調されている。

一方の上野智章は、捜索現場よりも態度が軟化し、少しずつではあるが覚せい剤密売に関して供述し始めた。

「住居から出てきた覚せい剤は、間違いなく自分が密売するために持っていたもの。平成十六年頃から、私一人で細々と覚せい剤を密売していたが、平成十七年十月頃からは、本格的に覚せい剤密売に手を染め、妻の康子にも手伝わせていた」

上野智章は密売を目的として覚せい剤を所持していたことを認めたが、具体的かつ詳細な供述をするまでには到らず、その内容も信憑性に乏しいものだった。

住居から注射器が発見されていることから、上野夫婦に覚せい剤使用の疑いがあったので両腕の検分を依頼した。案の定、二人の両腕には黒く変色した痕が見られた。そこで両名に尿の提出を促した。両名は求めに応じて尿を提出し、その尿からは覚せい剤が検出された。

住居から発見した七十六袋のチャック付きのポリ袋入り白色結晶も、鑑定の結果すべて覚せい剤であった。総量は約四四グラム。その七十六袋の大部分は、インターネット上で公開されていた〇・五グラム用で、ほんの少しだけ、〇・三グラム用が混じっていた。

簡単な取調べののち、我々は二班に別れて、まず上野智章については福岡県戸畑警察署に、次に上野康子については福岡県水上警察署に連行し、別々の警察署に留置した。尾形靖男の運転する公用車で、私と鳥栖隆行は、上野を留置先まで押送したが、その道中の車内では上野の身柄を担当する鳥栖が、色々と今回の事件について追及していた。

私はその傍で彼等のやり取りをそれとなく聞いていた。この上野智章という男は、素人の割には一筋縄でいく相手ではない、という心証を持った。自分が担当だったら、どのように責め、どれだけ早く完全自供に追い込むかなどとシミュレーションをしていた。

鳥栖は、相当に焦りを感じていただろう。だが私は、そんなに慌てなくても、我々が握っている証拠をもってすれば、時間の経過とともに必ず落ちるという、醒めた確信があった。

鳥栖は車内での追及を続けたが、密売の具体的な状況について幾ら躍起になって責めても、上野は一回目の取調べ以上の内容は供述しない。更に矛盾点を鋭く責めても、のらりくらりとはぐらかすだけ。ましてや覚せい剤のネタ元に到っては、何処の馬の骨とも分からないネット上で知り合った暴力団員というだけで、洗いざらい喋ろうという素振りなど、微塵も見られなかった。

ここでものを言うのは、やはり取調べの腕である。鳥栖にとっては、一つの大きな試練だ。留置を終えて分室に戻る車中で、私は、今後の取調べに思いを巡らせている鳥栖に向かって、一声かけた。

「これからが大変やなあ。しかし、これまで集めた証拠がある。時には強引すぎるほど強硬に、時には情をもって責めれば被疑者は必ず落ちる。俺だったらそうするねぇ。心配する気持ちは分からんでもないが、悩む必要もない」

このアドバイスが、果たして鳥栖にどのような影響を与えたのかは、私には分からない。鳥栖のみが知っていることだ。

三月九日、我々は午後一番で、上野夫妻の身柄とともに、福岡地方検察庁小倉支部に関係書類を送致した。その後引続き、福岡地方裁判所小倉支部の裁判官から、両名の勾留に関する裁判があり、十日間の勾留が決定し、直ちに両名の身柄が、福岡拘置所小倉拘置支所に移された。

翌日から本格的な取調べが始まった。しかしその後も、供述内容は逮捕当時と何ら変わらず、一進一退を続けていた。が、三月十四日に到り、上野夫妻の供述に変化が見え始めた。まずは、上野智章。

「私達夫婦は、逮捕されるまで覚せい剤を密売していました。それは、間違いありません。私は主に覚せい剤を小分けしたり、その覚せい剤を、客の注文に応じて直接会ったり、宅配便で送付するなどしていました。

妻の康子の役割は、主に客からの振込みに使われていた通帳や客からの入金を記載した帳簿の管理です。売上金に関する部分を担当していました。康子は日頃A4サイズの大学ノートに記載し、帳簿として使っていました。また、寝室として使っていた部屋の押入れの上の天袋に、注射器百本位を隠しています。今回の捜索では発見されていないので、まだあるはずです」

上野康子も、夫の供述とほぼ同様の供述を行った。

「夫は、覚せい剤を密売しておりました。私はその手伝いをしておりました。私の役割は、客に覚せい剤を発送する際、宅配便の伝票を書いたり、客からの覚せい剤の代金振込みを確認したりすることでした。私は、密売状況を日頃から帳簿につけており、台所の引き出しに仕舞っておりました。そのことは、捜索中、一言も言っておりませんし、押収もされておりません。ですから、まだそこにあるはずです。私達夫婦の間で、『道具』と呼んでいた注射器も、寝室の押入れの天袋に置いて隠していました。それも、今回の捜索では発見されていません。まだ残っているはずです」

各々の担当官からこのことを聞かされた私は、半信半疑であった。しかし両名が自分に不利益な供述をする以上、供述には信憑性がある。悩んでいても始まらない、とにかく確かめてみようと再捜索を決定した。

「帳簿」が残っているという台所の引き出しは、私を含め三人の取締官が担当した場所だ。我々は、そのミスに対する責任を痛感した。もちろん、その責任は若い他の二名にあるのではなく、分室の長として、かつ捜査経験の豊富さを自負していたこの私にあるのだ。日頃から若い取締官を指導する立場にあったにもかかわらず、こんな形で、自分の行った捜索の甘さが露呈したのは実に恥ずかしいことであった。

令状を取得し、三月十六日の午前に上野智章の父を立会人として、住居の再捜索を行った。そして上野夫婦の供述通りの場所から、「帳簿」や「注射器」が各々見つかったのである。

この「帳簿」には、平成十七年十月からの客の名前から携帯電話番号、居住する県名もしくは住居、覚せい剤を密売した日にちとその量、更には覚せい剤代金とそれが振り込まれた銀行口座名などが仔細に書き込まれており、事犯を解明するうえで非常に重要な証拠物であった。事実、その後の麻薬特例法立件に向けて大いに役立った。

客の名前については、本名と思われるものもあれば、明らかに偽名と分かるその客の住む地名を使ったものなどがあった。例えば、「水巻」、「小倉」、「赤間駅」といった具合である。そこには、すでに逮捕した来宮こと安藤幸一の名前もあった。また、直取引に掛かったガソリン代やら高速道路料金、宅配便の送料代、覚せい剤を入れる封筒の購入代金、密売に使われていた携帯電話代金に到るまで、その出納状況がこと細かに記載されていた。筆跡は、すべて上野康子のものであった。また「注射器」は、覚せい剤と一緒に客に販売する覚せい剤使用の道具であり、これも、夫婦の覚せい剤密売を裏付ける証拠の一つであった。

このような貴重な証拠品を、我々は見逃していたのである。上野夫妻が供述したからよかったものの、もし供述していなかったらと考えると、空恐ろしくなる。結果オーライというわけにはいかない。

ここで私を含め全員が反省すべき点は、上野の言う通りの場所から、覚せい剤が大量に見つかったことで全員が高揚し、予想以上の結果に安堵してしまったということだ。結果、その後の捜索に対する注意力が散漫になり、重大な見落としを招いた。

私は日頃から「こんな所に、ブツが隠されているはずがないという予断と偏見を持つな」と口が酸っぱくなるほど言ってきた。それだけに、自らそれを守れず、実行に移せなかったことに苦い思いを噛み潰した。

だが、こんな思いも、時間が過ぎれば記憶の彼方へと押しやられ、何事もなかったかのように忘れてしまい、また同じ失敗をして反省をする。その繰り返しである。実に悲しいかな、これが人間なのだろう。麻薬常用者の弱さ、そして取り締まるほうも人間ゆえの弱さを抱えている。麻薬の取締りという特殊な世界で長年生きてきた私も、弱さを抱える一人の人間にすぎない。

暴かれる密売の実態

「帳簿」と初めての捜索で押収した上野の手帳や「DIARY」と書かれた手帳、「MARKETING DIARY 2005」と書かれた手帳、更には銀行口座通帳を、かなりの時間をかけて、手分けして精査し、それらを時系列別に並べてみた。すると、金の流れが鮮明になり、覚せい剤密売の実態がより明確に浮き彫りになった。

それによると密売期間は、平成十七年十月中旬頃から、逮捕される平成十八年三月八日までの約五か月間で、客は三十四名。内訳は宅配便の客が十五名、直取引の客が十九名。

客は、主に福岡市と周辺地域、それに我々が管轄する北九州市小倉を含め、宮崎県、鹿児島県など九州全土を中心に、広島県、山口県、大阪府、兵庫県、岐阜県、新潟県、石川県、神奈川県、千葉県、更には北海道と広範囲に及んだのである。

客に対する密売回数は、実に約二百十五回にも及んでいた。覚せい剤の総仕入れ量は、約三三四グラムに上り、そのうちの約二二二グラムを客に密売していた。

残りの約一一二グラムのうち、約四四グラムは、我々麻薬取締官が押収しており、後は上野夫婦が使用したり、安藤幸一のケースでも見られたように、初めての客には覚せい剤を飲ませたり、あるいはサービスとして少量の覚せい剤を無料で客に渡したりして、すべて費消したのである。

覚せい剤や注射器の仕入れに要した金額は、四百六十九万円で、覚せい剤密売による総売り上げは、五百二十万二千円。内訳は、宅配便による密売では二百十七万八千円、直取引では、三百二万四千円。

また上野夫妻は、覚せい剤を仕入れるのに、二つの消費者金融から、合計百五十万円を借り入れていた。

結局、客から銀行口座に振り込ませた覚せい剤の代金や覚せい剤の直取引で得られた収益を、妻の上野康子が管理していたものであり、その総額は、二社のサラ金業者からの借入金百五十万円を含めると、六百七十万二千円であった。

そこから仕入れ代金である四百六十九万円や電話代、食事代、衣類代、借金返済などに使われた百三十四万九千百六十円を差し引くと、差額は、六十六万二千八百四十円となり、そのうち三十二万七千二百円を捜索で押収しており、残りの二十九万九千百九十一円は、銀行口座に預金されていた。この残高が、覚せい剤による不法収益となるのである。直ちにこの口座の凍結を銀行側に命じた。

それを知らない上野智章の父親は、ある日銀行に赴き、子供のための金を引き出そうしたができなかった。銀行側に理由を訊き、我々による凍結を知って分室を訪ねて来たが、この法的な処置に対して、何ら手立てがないことを知って肩を落として引き返していった。

上野夫妻は約五か月間という短期間に、約六十六万円強の儲けを手にしたわけだが、月に換算すれば、約十三万円である。ちょっとしたアルバイトで稼いだ金額と変わらない。彼等も、そんな感覚で覚せい剤の密売をしていたのであろうか。

もし我々に逮捕されていなければ、まだまだ覚せい剤密売を続けて、金を稼いでいたと考えられるが、そんなに世の中は甘いものではない。逮捕によって、この後服役という長く苦しく暗い未来が、口を開けて待ち構えているのだ。覚せい剤が身体から抜け始めた頃、馬鹿なことをしたものだと悟ることになる。あまりにも代償が大き過ぎて、気づいた時にはすでに遅い。覚せい剤の悪魔の囁きが、人生のすべてを狂わせてしまうのだ。

余談になるが、取調べで今でも印象に残ることがある。ある日、近藤羊子が上野康子の取調べを終え、分室に戻って来て内容を録取した調書を補佐の牛島に渡した。読み終えた牛島が、近藤に、「この部分が弱いけれども、被疑者に詳しく訊いたのか」とか「これは、どういう意味なのか」などと突っ込んだ質問をした。そのたびに近藤は、「そこはさほど重要ではないと思います」とか「訊いたけど、答えてくれなかった」などと弁解に終始していた。

そのやり取りを聞いた私は、もっとよく聞こえるように自分の部屋から出た。黙って二人の傍に立って話に耳を傾けた。どうやら近藤が取調べ技術の未熟さを棚に上げ、言いわけを繰り返しているようだ。

流石の牛島も頭にきたらしく、「こういう点を、もっと突っ込んで訊いて来い」とか「ここが重要なのだから、明日訊き直して調書を取り直して来い」などと強い口調で指示した。それでも近藤は自己の主張を曲げず、反論を繰り返すばかり。見かねた私は、近藤に向かって怒鳴った。

「教えてもらう立場にある者が、何をいつまでグスグス言うとるのじゃ。いい加減にせんかい。とにかくハイと言って、先輩に言われた通りにやれ！　お前は口数が多すぎる。それが教えてもらう者の態度か！」

周囲の者は私のキツイ口調に驚き、瞬間、室内はシーンと静まりかえった。

後日、牛島が私に向かって、「分室長が怒るとは珍しいですね。本人も相当こたえたようですよ」と笑いながら話しかけてきた。聞けば、その後の近藤は態度を改め、牛島のアドバイスに真剣に耳を傾けるようになったという。

私は部下に対して声を荒らげるほうではない。それ故一度雷を落とせば、部下はこたえるのだろう。それにしても、自らの非を素直に認め、以後は態度を改めた近藤も立派である。そもそも、そのくらいでヘソを曲げるような人材にはこのハードでタフな仕事はできない。

新たな客の逮捕

覚せい剤密売の全貌が明らかになった上野夫妻の供述の概略は、次の通りだ。

上野智章は、覚せい剤密売を本格的に始めた平成十七年十月頃を基点にして、遡ること一年ほど前、同僚の山本孝志、四十七歳から覚せい剤を勧められ、興味を憶えて注射してもらった。それが覚せい剤使用の始まりだった。

また上野は、覚せい剤を使用し始めてしばらくした頃、妻の康子にそのことを告白し、覚せい剤は異常なほど性的興奮を高めるらしいなどと使用を勧め、興味を覚えた康子に覚せい剤を注射してやった。そして実際に後のセックスで、日頃味わえない性的興奮と満足を得られたことが切っ掛けとなり、常用するという、お決まりのパターンへと溺れていくことになったのである。

その後上野は、日頃から興味を持っていたインターネットで、覚せい剤について調べ、サイト内の薬物売買掲示板を通じて、大阪の暴力団員から覚せい剤を手に入れた。それからというものは、覚せい剤を継続的に入手・使用していたが、あまりにも金が嵩むため、購入費用を浮かす目的で、入手した覚せい剤の一部を山本孝志などの知人に密売した。

密売に味をしめた上野は、自らもインターネット上に広告を載せ、覚せい剤密売を開始したのである。それが面白いように軌道に乗り、本格的な密売へと発展した。

当初上野は、丼勘定的な商売をしていたが、見かねた康子が、夫からその都度、売買の報告を受けて詳しい状況を帳簿に記載するようになった。それが段々と高じて、夫が仕事で忙しい時などは注文を受けた覚せい剤を、夫に代わって宅配便で出すまでになったのである。

その後もお互いに協力して密売を続け、二人三脚で覚せい剤密売の道をまっしぐらに突き進んだ。それが我々に逮捕されるまで続いていたのだ。

覚せい剤密売を始めた上野は、客に代金を振り込ませる口座の開設を、山本孝志に依頼した。自分の名義で口座を開設すれば足がつくため、その頃、客でもあった山本孝志を利用したのだ。山本孝志も、自分の名義で開設すれば、当然自分に捜査の危険が及ぶことを心配し、息子の「ヤマモトタクヤ」の名前を使って口座を開設した。通帳やキャッシュカードはすぐに上野に手渡され、上野は今回逮捕されるまで、客からの代金振込み専用口座として利用していたというわけだ。

また、上野が山本に最後に覚せい剤を売ったのは、平成十八年三月四日で、その時一グラムが二万五千円であったことを供述した。その時の状況については、康子が管理していた「帳簿」にも、ハッキリと記載されていた。山本は過去に十七回、量にして約一一・五グラムを総額三十三万五千円で上野夫妻から直接買っていたのだ。

我々は、福岡県鞍手郡に在住する山本孝志の住居を急襲して、その譲受事実で逮捕した。山本から尿の提出を受け鑑定したところ、尿中から覚せい剤が検出されたので覚せい剤使用でも立件した。山本孝志は観念した様子で、上野智章との覚せい剤の直のやり取りについて供述した。上野の供述内容と何ら食い違いはなかった。上野智章、山本孝志の逮捕は、その後二人の勤める会社の知るところとなり、解雇された。

我々は、麻薬特例法の立件に向けた作業を進めたが、当時は、それを立件するためには最低でも三名程度の客を検挙し、それらの者の供述が必要とされていた。現在は、もう少し緩やかになり、一、二名程度でよいとされている。この時点では、我々が逮捕していたのは上野夫妻の客の一人である安藤幸一と山本孝志の二名だけであった。もう一、二名の客を検挙することが必要となったのである。

飛んだ誤解や

そこで、まず客の身元の洗い出しを行い、いろいろ検討した。ターゲットに選んだのは、石川県金沢市内に住む花間博美という二十代後半の女性である。

上野夫妻は花間博美に対して、過去三回密売していた。一回目は、平成十七年十一月二十五日、一グラムの覚せい剤を二万五千円で、二回目は同年十一月二十九日、三回目は十二月九日、どちらも二グラムの覚せい剤を四万五千円で売っていたのだ。

ただ、ちょっと気にかかったのは、平成十八年に入ってから上野夫妻の逮捕までの間、取引が行われていないことであった。また、花間博美の過去を調べると覚せい剤の前科が一件あり、現在執行猶予中の身であることが判明した。

花間博美の住居がある金沢市は、東海北陸厚生局麻薬取締部の管轄エリアに該当するため、我々を所管する厚生労働省の監視指導・麻薬対策課に管外派遣の申請を行った。すると本省からクレームがついたのである。というのは、その時分室では、現地で捜査する麻薬取締官を三名と決めたが、鳥栖隆行と近藤羊子の二人しか手が割けず、後一名がどうしても確保できなかった。そこで、手が空いていた私が名乗りを上げたのであるが、本省にはそれが気に食わなかったのだろう。

分室長は一家の長であり、その長が自ら現場に飛んで張込み捜査を行うことなど、とんでもないというのが本省の言い分であった。私の考えでは、手がないのであれば、分室長であろうと現場に出向くのは当たり前だ。だから何ら問題はないと主張したが、認められなかった。その後粘りに粘って、本省に何とか「ウン」と言わせた。捜査への血が騒いでいたのも事実だ。もちろん、相当な顰蹙《ひんしゅく》を買った。

翌日早朝、私は鳥栖と近藤の三名で金沢市に飛び、早速、花間博美の住居の玄関先を見渡せる場所を確保した。道路一つ挟んだ向かい側のラーメン屋の敷地にレンタカーを駐車して中から張込みを始めた。

レンタカーには、内部の様子が見えないように運転席・助手席の面を除くすべての窓に黒いフィルムを貼り、カーテンを取り付けて、日頃、我々が使う捜査車両と同じ状態に改装していた。ラーメン屋の従業員や経営者が花間博美と面識がある可能性を考え、何の断りもなく張込み捜査を開始したが、車内での張込みに適した位置を確保したり、花間博美の動向を撮影するビデオを設置したりと、私と近藤は車内でゴソゴソしていたのであった。

駐車した車内から誰も出て来ないことに不審を感じた店主は、その後しばらく我々の乗った車を店内から観察していたらしい。そのうち車が上下左右に振動するのを目にして、車に近寄って来るなり、「お前ら、中で何をしとるんか！」と大声で怒鳴った。これには、私も近藤羊子も驚いた。アベックがカーセックスをしていると勘違いされたのだ。そりゃ、白昼堂々、店の敷地に無断で駐車してカーセックスを始められては、店主としては堪らない。

仕方がないので、私は近藤に命じて店主に事情を説明させ、場所の提供をお願いした。その時、鳥栖は別のレンタカーで、花間博美の家族や両親など、関係者の身元の割り出しに走り回っていた。戻って来た近藤から店主が怒鳴った理由を聞いて、二人で大笑いしたが、考えてみれば何ともお粗末な話である。冗談のような本当の話なので、つい書いてしまった……。

結局四日間にわたる張込みで判明したことは、花間博美がシロ、つまりその頃覚せい剤を使用している事実はないということであった。というのも、彼女は無職でほとんど外出せず、たまに外出する姿を注意深く観察すると、覚せい剤常用者に見られるガリガリの体形ではなく、むしろ顔や体つきが、ふっくらとしていたのである。

また夕方になると、近くに住む花間博美の両親が、毎日のように車で訪ねて来ては、一時間近く滞在して帰っていく姿が、繰り返し認められた。恐らく両親は、娘が二度と覚せい剤に手を染めないように見守っていたのである。そう考えれば、平成十八年に入ってから、上野夫妻との覚せい剤の取引が一回もなかったことにも納得がいく。

麻薬特例法をもってすれば花間博美を逮捕し、取調べることも可能であった。だが我々は、覚せい剤から足を洗おうとしていると思われる彼女の身柄を小倉分室まで引っ張ってくれば、折角の彼女の更正に力を貸すどころか、却って覚せい剤の世界に逆戻りするきっかけを与えることになりかねない。ひいては彼女の両親の心にも更なる深い傷を残すことになると判断し、結局強制捜査を取りやめた。

向精神薬売買の実態

そこで我々は、帳簿に記載されている県内の客をピックアップして、検討を重ねて選んだのが、福岡県糟屋郡に在住する三十三歳のソープランド嬢、大山貴和子であった。

四月十一日、この女の住居を急襲して、取引の最終日に当たる平成十八年二月二十四日、覚せい剤約一グラムを二万八千円で、上野夫妻から譲り受けたという事実で逮捕した。

その際、リタリン錠やエリミン錠、更にはラバナ錠という向精神薬が発見されたので押収した。のちの取調べで、福岡市博多区在住の二十八歳の女からインターネット経由で手に入れ、使用した残りであることが判明した。大山貴和子は、覚せい剤の常用者であると同時に、向精神薬の中毒者でもあった。

向精神薬とは、「麻薬及び向精神薬取締法」という法律で規定されており、その当時指定されていたのは七十八物質であった。向精神薬は、作用別で分類すると、睡眠薬、抗不安薬、抗てんかん薬、鎮痛薬、鎮咳薬、中枢興奮薬と分類できる。それらを大別すると、中枢神経を抑制するものと興奮させるものとに分かれる。抑制系には、睡眠薬、抗不安薬、抗てんかん薬、鎮痛薬、鎮咳薬が該当し、興奮系には、中枢興奮薬ただ一種類。

リタリン錠は、この中枢興奮薬に該当し、覚せい剤とよく似た精神状態になることから、近年覚せい剤の代用品として乱用されている。

またエリミン錠は、ハルシオン錠と同様に睡眠薬に該当し、不眠症の治療薬として幅広く使用されている。その色からエリミン錠が、「赤玉」と呼ばれているのに対して、ハルシオン錠は、「青玉」と呼ばれている。この二つの向精神薬は、二十年以上も前からディスコなどで密売されたり、あるいはそこに集う若者達の間で乱用されていた。意外に古い歴史があるのだ。また、ラボナ錠は、睡眠薬、抗不安薬に該当するが、私はその乱用例に接した憶えがない。

ハルシオン錠は、時折、新聞紙上を賑わす昏睡強盗や昏睡強姦に利用されることでも、つとに有名である。これら向精神薬は、医療現場において広く使われており、麻薬のように厳密に規制すれば、医療現場に混乱を来すことになりかねない。よってその規制は緩やかなものとなっている。

向精神薬は、「みだりに輸入し、輸出し、譲り渡し、または譲り渡す目的で所持した者」を罰すると規定されており、覚せい剤とは違って譲り受けた者や使用した者に対しては、罰則規定がないのである。だから向精神薬を密売者から有料無料にかかわらず手に入れたり、治療目的外で乱用したとしても罰せられないということになる。

大山貴和子が、逮捕現場でこうした向精神薬を所持していても、我々は、向精神薬の所持事実では逮捕できない。もし大山貴和子が、大量の向精神薬を所持し、その場の状況や証拠から、他人に売っていることがうかがえれば、譲渡目的所持で逮捕することは可能であるが、その判断が難しい。大山貴和子に向精神薬を売った女については、後日、向精神薬の譲渡事実で逮捕した。

大山貴和子が、これまで上野夫妻から覚せい剤を購入していたのは、上野康子が記載していた「帳簿」によれば、過去に十回、量にして約一〇・五グラムを総額二十八万円で買っていた。大山貴和子も、本名は使わずに、帳簿には「糟屋　福岡　女性」という表現が使われていた。

十二月二十日及び十二月二十九日に、上野夫婦と大山貴和子との間で、覚せい剤が取引されたことが記載されている項に、「福岡　女性（豊田正樹）」とか「糟屋（豊田正樹）福岡　女性」という表現があり、この覚せい剤取引に、男性が関与していることがうかがわれた。

大山貴和子は取調べで逮捕事実を認め、覚せい剤を仕入れるようになった経緯や、その後の上野とのやり取りなどの詳しい状況を、率直に語った。

その際、大山貴和子はこの男についても語った。豊田正樹は大山貴和子の内縁の夫で、四十二歳の会社員。この覚せい剤入手に、関与しているという。豊田は、大山に覚せい剤を買いに行かせ、その後大山が手に入れてきた覚せい剤を、二人で注射して使ったという。

そこで豊田の逮捕状を用意して、平成十八年五月二十四日、大山貴和子と二人して、覚せい剤を譲り受けたという事実で逮捕した。当初は、「知らない。貴和子が勝手にしていた」と言いわけに終始し、関与を否定していた。が、上野康子の帳簿に記載されている事実を突きつけたところ渋々認めた。というより認めざるを得なかったのだ。

その後私と河津情報官は、担当検察官と、麻薬特例法立件についての最終的な詰めを協議したのであった。上野夫妻がともに供述し、その内容が両者ともに合致していること、それを裏付ける帳簿などの証拠品が多数存在している点、安藤幸一や山本孝志、更には大山貴和子の三名の客が、上野夫妻との覚せい剤のやり取りに関して詳細に供述しており、あらゆる証拠とも符号していることなどから、麻薬特例法の立件は可能であるとの結論に達したのである。

そしてついに、私がこれまで念願としていた麻薬特例法の中の「業態犯」、分かりやすく言い換えると、覚せい剤密売を生業、即ち業務として行っていたということを立証するに到り、もって上野智章・康子夫妻を追送致したのであった。捜査は、ここに終結を迎えたのである。

その追送致の事実とは、簡単に記せば次の通りである。

「被疑者上野智章・康子の両名は、共謀して、平成十七年十月十八日から平成十八年三月八日までの間、来宮こと安藤幸一を始めとする三十四名の客に対して、覚せい剤約二二一グラムを、約二百十五回にわたって業として譲渡し、総額六百七十万二千円を不法収益として得たものである」

そして終焉へ

この事件も、日々発生する覚せい剤などの薬物事犯と取り組みながら、六か月間の長期にわたって捜査し、最終的に目的とした上野夫妻を裁判に持ち込み、解決を見るに到った。私にとっては成功した事例の一つであった。

インターネット上の薬物サイトが切っ掛けとなったが、その裏にいる犯人の顔はなかなか見えてこなかった。その後コツコツと努力を積み重ね、最後には犯人を表の世界に引きずり出し、その罪状を暴いたのだ。

このような捜査では、犯人はできるだけ検挙されないようにと、あの手この手を使って捜査陣を撹乱しようとする。対して捜査側は、それを暴き出そうと持っている知恵を振り絞って挑む、まさに知恵比べの構図である。インターネットに詳しくない私にとっては、苦しい道のりであった。が、終結してみれば、一つの核心に迫っていく過程に大きな醍醐味を憶えたものだ。

分室のメンバーの力なくしては、事件の解決はあり得なかった。麻薬取締官には信頼関係と強固なチームワークが必要なのだ。だが、それを陰で支えた者が、もう一人いた。私の妻である。

私にとっては十一番目の分室の職員と言っていい。「こんな妻を持って、私は世界一の幸せ者だー！」と声を大にして言いたいところだが、もし本当にそんなことをしたら分室の連中から、「分室長、大丈夫ですか？　病院行きますか？」と本気で心配されそうなので、やめておいた。

家庭で、妻がよく口にする台詞がある。「我が家には〝貧ちゃん神さん〟が住んでいて、奥さんに指輪の一つも着物の一枚もなかなかプレゼントしてくれない」。

その言葉を聞くたびに、今年こそはと思いながら、結婚記念日に外食に誘うが、高級レストランと縁遠い私は、つい立ち飲みの焼き鳥屋に向かってしまう。俺って、何て悪い夫なのだろうかとつくづく思う。妻よ、許せ！　本当にごめんなさい。――でもきっとその償いは、いつか必ずする！　どうぞ楽しみにしていて下さい――いつも心の中でそう叫び続けていた。

平成十八年十月十一日、上野夫婦に対する判決が言い渡された。上野智章については、懲役五年六か月、罰金八十万円、上野康子については、懲役四年、罰金八十万円。どちらも実刑判決であった。さらにこの夫婦には、追徴金六百万円も言い渡された。

その後両名は、服役するため、それぞれの刑務所に送られた。彼等は、ローンで手に入れた家も子供達との生活も、ありとあらゆるものを一瞬にして失ってしまったのである。

現在の麻薬情勢は、依然予断を許さない状況が続いている。平成二十年の全国の覚せい剤の検挙人数は一万千二百三十一人。押収量は実に四〇二・六キロ。大麻の検挙人数は二千八百六十七人、押収量は乾燥大麻が三八二・三キロ、大麻樹脂が三三・四キロ。また、ＭＤＭＡの検挙人数は三百八人に及ぶという。あくまで検挙された事犯でこの数値ということは、これも、氷山の一角に過ぎないのだ。

しかし全国各地で、今日も私の後輩たちが昼夜の別なく、麻薬撲滅を願い、事犯の解明、そして犯人の検挙に向けて厳しい闘いを続けている。いつ終わるとも分からない、しかし決して屈することのない長く誇り高き闘いである。

ベールをとった素顔のGメン

ディレクターズ東京取締役　三井貴美也

テレビ番組制作を生業《なりわい》にしていつの間にか二十余年の歳月が過ぎた。この仕事の醍醐味は、さまざまな分野で活躍する魅力的な人々に出会えることである。その筆頭に挙げなければと思うのが、薬物捜査の最前線に立つ麻薬取締官である。

「厚生労働省の麻薬取締官に密着取材ができたら凄いだろうな」。当時、情報・ドキュメント系のテレビディレクターの間ではそう囁かれていた。今でこそ麻薬取締官の活動は時々テレビで報じられることがあるのだが、その頃は皆無に等しかった。なぜなら取材の申請をしても許可が下りない。人脈を辿ろうにも麻薬取締官の数は少なく、端緒を開くのは奇跡に近い。あるディレクターは厚生労働省に顔が利く政治家を使って根回ししたものの、あえなく却下されたという。同じ捜査機関でも警察官や入国警備官に比べると、その〝素顔〟はまさにベールに包まれていたのだ。

目指すハードルが高ければ余計に燃え上がるのがテレビ屋稼業である。着想から交渉に交渉を重ねること二年、ついに密着取材が許された。情報ドキュメントの金字塔的番組「スーパーテレビ情報最前線」（日本テレビ）に企画提案したところ、すぐに枠を用意してくれた。だが、密着取材の舞台となったのは東京ではなく大阪だった。俗に「麻薬Gメン」の異名をとる麻薬取締官は、通称「麻取《マトリ》」と呼ばれている。

だが唯一、大阪に拠点を置く近畿厚生局麻薬取締部の取締官だけは違っていた。人呼んで「近麻《キンマ》」。名うての密売人さえも震え上がるというその名は、闇の住人たちから鬼神の如く恐れられていると聞いた。番組に箔をつけるエピソードとしては申し分ない。平成十五年、こうして麻薬取締官との付き合いが始まったのだ。

前置きが長くなってしまったが、ここからは著者・高濱良次氏についてお話をしよう。

泣く子も黙る近畿厚生局麻薬取締部・近麻は大阪市の谷町四丁目にあった。初めての同行取材の日、現場の指揮官、つまりは物語の主人公として紹介されたのが高濱氏だった。どんな屈強な強面Gメンが登場するのかと緊張していた私たちは、いささか拍子抜けしてしまったことを覚えている。体型は小柄、坊主頭に口ひげを蓄え、口をついてでる関西弁がどこか愛嬌を感じさせた。その後密着取材は約一年にわたって続くのだが、終始順調に進んでいったのは高濱氏の気さくなキャラクターに負うところが大きかったと今でも感謝している。

高濱氏の麻薬取締官としての仕事ぶりや知識の豊富さについては、もはや本書を読み終えた皆さんに語る必要はないだろうが、私は取材中、常に高濱氏の〝目〟に注目していた。どことなく人懐っこい風貌とは裏腹に、事件と向き合うその眼差しはまさに獲物を狙う猛禽類の如く鋭く光っていた。長年の経験によって磨かれたものなのだろうか、被疑者の言いわけや誤魔化しを許さない凄みがあった。

だがその眼光に優しさが点った数少ない瞬間を私は見逃さなかった。それは高濱率いる捜査第一課のチームが大阪・ミナミのマンションに潜伏していた大物密売人を急襲した時のことだった。突然の来訪者が近麻だと知るや腹を括った密売人は早くも完全黙秘の構え。案の定、隠し持っていた末端価格にして一千万円を超えるであろう〝品物〟が部屋のあちこちから発見された。捜索の間、密売人はベッドの上で片膝を立てたまま遠くを見つめて座っていた。歳は五十五、これが九回目の逮捕だ。恐らく務めを終えるのは還暦過ぎ、シャバと塀の中とを行ったり来たりの人生を呪っていたに違いない。

そんな密売人の胸の内を見透かすように高濱氏が声を掛ける。

「前の懲役は何年やった?」

その眼光にはどこか温もりが湛えられていた。この男が違法薬物を売ったお陰でいったい何人が地獄を見ただろうか? だが、それらの罪は許されざることとして、クスリの密売以外に渡世のよすがを持たない男に、あえて高濱氏は憐憫の情で接しているようでもあった。すると次の刹那、思いもよらぬことが起きた。この大物密売人は、居住まいを正すや高濱氏に向かって「よろしくお願いします」と白旗を揚げたのだ。追われる側と取り締まる側、最後の勝負は〝人間としての器〟なのだと教えられた思いがした。後日、このシーンが放映されたがために、この大物密売人は出所後二度と極道の世界で生きられず引退を余儀なくされた、と現職の麻薬取締官から教えられた。

私は、ある時高濱氏と夫人の食事に同席させていただいたことがある。夫人は高濱氏より歳はだいぶ下だが、背はすらりと高い。夫婦の会話から家庭での主導権は夫人が握っているようだった。大きなヤマを踏むとなれば家に帰れないことも多い。家庭のことは妻任せ、そんな一抹の後ろめたさが高濱氏にはあるのだろう。夫人は、夫の髭剃り後に洗面台に落ちた細かい髭の後始末に手を焼いていると、愛情たっぷりに打ち明けてくれた。凄腕のGメンも夫人の前では形無し。高濱氏の思いっきり目じりを下げた瞳を見て、親近感を覚えたものである。

高濱氏を追ったドキュメンタリーの放送後も、近麻の継続取材は続いた。六十七歳になってもなお現役でシャブを捌《さば》く女密売人、自宅を〝品物〟の隠し場所に利用されても絶対に口を割らなかった密売人の愛人、男も女も老人も少年も薬物という修羅の中でもがいていた。

あるベテランGメンが呟いた。「クスリとカネとセックスはワンセット。だから薬物犯罪はなくならない」と。地下社会では小国の国家予算に匹敵するドラッグマネーが還流しているという。今後、ますます麻薬取締官の果たす役割は重くなるだろう。途轍もなく地味で忍耐を要する捜査をも厭わない。時に身体を張り、時に虚勢を張って、今この時も彼らは息を潜めて獲物を狙っているだろう。麻薬取締官とはそういう職業なのだ。

著者あとがき

平成二十年三月の定年退職を迎えようとしていた頃、私はテレビディレクターの三井貴美也氏から、長い麻薬取締官人生を振り返って、本を書いてみてはどうかというお話をいただきました。三井氏は平成十六年に、日本テレビ系で放映されたスーパーテレビ情報最前線「実録！　深夜の大都会麻薬Gメン　激闘３６５日」という一時間番組でディレクターを務めた方であり、私とは、その時から取材を通して付き合いがあったのです。

お話をいただいた時は、自分のこれまでの仕事を振り返り、私が経験したことをまとめることで少しでも麻薬撲滅に役立てるなら、それはそれで結構なことだと考えました。しかし現実問題として、自分には本を書くような文才は無いとお断りしました。

定年退職後も、三井氏からお誘いを受け、今回の版元になる清流出版を紹介していただきました。私は、まあ一度お会いするだけでもと思い、三井氏の案内で出版社を訪れました。部長さんをはじめ、皆様方から熱心なお誘いを受け、心が揺れました。思い切って自分にとって思い出深く、印象に残っている事件にテーマを絞り、何とか書いてみようという気持ちになったのです。しかしいざ本を書こうと机に向かうも、何をどのように書いていいのか分からず、筆を取っては置くという始末でありました。その後も編集の方から連絡をいただき、励ましを受けましたが、どうしても書けない時期が続きました。

ドラッグストアーで薬剤師として勤務する傍ら、どうすれば書けるのかと葛藤しながら、一年ちょっとの時間をかけて構想を練り続け、自分自身の中で何とか本のイメージなるものを作り上げ、やっと執筆に取り組むことができるようになりました。そして時代を象徴するような三つの事件を書き上げることができました。とにかく長い道のりでした。

この本を書くに当たり、数少ない資料を基に、当時の記憶を奮い起こして、できるだけ忠実に再現することに努めましたが、一つの記憶を思い起こせば連動して更なる記憶が次々と蘇ってくるのです。そのうち、自分がその当時に身を置いているのでないかと錯覚するほど、その世界にのめり込んでいきました。執筆を通して、過去を追体験し懐かしさを憶えるとともに、定年退職後忘れかけていた麻薬取締官としての血が騒いだのも事実であります。

私は、三十六年にも及ぶ長い麻薬取締官人生を歩んできました。しかしその間には、この本にはあまり書かれていませんが、多くの失敗を繰り返してきました。麻薬取締官といえば、テレビや映画の題材になったり憧れの対象になったりしがちですが、現実には、どこにでもいる普通の人間です。テレビや映画で見られるような派手な活躍はほとんどなく、ただ黙々と事件と対峙してきました。私たちも人間ですから時には苦しく、また事件が長期化すれば、被疑者を本当に逮捕できるのかという切迫した不安に駆られ、焦りを酒で誤魔化すこともたびたびでした。いつまで経っても捕まえられない被疑者が夢にまで出てくることもありました。

今回、この本を出版するに当たり、麻薬取締官という仕事が実際にどんなもので、事件解明に向けてどのような苦労をし、また、やりがいを得ているのかなど、少しでも読者の皆様にご理解していただければと願っております。

同時に、覚せい剤をはじめとした薬物の〝本当の恐ろしさ〟と、それにまつわる哀しい人間ドラマを知っていただき、この世の中から、薬物を撲滅できればと願いつつ、筆を進めた次第です。

私は何人もの薬物中毒者、密売者などを逮捕してきました。そして壮絶な逮捕現場や光景を目の当たりにしてきたものです。薬物依存がいかに愚かで、悲惨で、救いがないかを実感してきました。ある意味で、〝麻薬戦争〟の最前線にずっと身を置いてきたのです。その最前線からのリポートを読んでいただいて、麻薬の闇の深さを実感していただけたなら望外の喜びであります。

長い人生、さまざまな誘惑があると思いますが、その中でも薬物に対する甘い誘いには決して乗らずに、断固として手を出さないでいただきたい。たとえそれがどんなにつらく、苦しい時であったとしても……。繰り返しますが、いったん薬物に手を出した人間は、精神的にも肉体的にも破壊されつくし、本人だけではなく、その周囲をも不幸のどん底に突き落とします。麻薬が、〝魔薬〟と言われる所以であります。

この本が出版される頃、私は日本を離れ、長年の夢であったアメリカの一都市での生活を始めています。五十歳を前にして始めた英会話。私にとっては生涯の趣味のようなもので、現役時代から休日には英会話学校へ通い、英語力の向上に努めてきました。よりネイティブに近い英会話能力を身につけるために留学を決意し、ようやく念願が叶います。
今回の出版に当たり、清流出版株式会社社長の加登屋陽一氏には出版を決断いただいたお礼を申し上げます。また、編集担当の古満温氏には書き進めるうえで助言をいただいたことに感謝します。

平成二十二年十二月某日

高濱良次

全国地方厚生局麻薬取締部所在地

北海道厚生局　麻薬取締部
〒 060-0808
札幌市北区北 8 条西 2 丁目 1-1
札幌第一合同庁舎
☎ 011-726-3131 / FAX011-709-8063
「麻薬・覚せい剤」相談電話☎ 011-726-1000

東北厚生局 麻薬取締部
〒 980-0014
仙台市青葉区本町 3-2-23
仙台第ニ合同庁舎
☎ 022-221-3701 / FAX022-221-3713
「麻薬・覚せい剤」相談電話☎ 022-227-5700

関東信越厚生局 麻薬取締部
〒 102-8309
東京都千代田区九段南 1 丁目 2 番 1 号
九段第三合同庁舎 17 階
☎ 03-3512-8688 / FAX03-3512-8689
「麻薬・覚せい剤」相談電話☎ 03-3512-8690

関東信越厚生局 麻薬取締部 横浜分室
〒 231-0003
横浜市中区北仲通 5-57
横浜第二合同庁舎
☎ 045-201-0770 / FAX045-212-2840
「麻薬・覚せい剤」相談電話☎ 045-201-0770

東海北陸厚生局 麻薬取締部
〒 460-0001
名古屋市中区三の丸 2-5-1
名古屋合同庁舎第 2 号館
☎ 052-951-6911 / FAX052-951-6876
「麻薬・覚せい剤」相談電話☎ 052-961-7000

近畿厚生局 麻薬取締部
〒 540-0008
大阪市中央区大手前 4-1-76
大阪合同庁舎第 4 号館
☎ 06-6949-6336 / FAX06-6949-6339
「麻薬・覚せい剤」相談電話☎ 06-6949-3779

近畿厚生局 麻薬取締部 神戸分室
〒 650-0024
神戸市中央区海岸通 29
神戸地方合同庁舎 3 階
☎ 078-391-0487 / FAX078-325-3769
「麻薬・覚せい剤」相談電話☎ 078-391-0487

中国四国厚生局 麻薬取締部
〒 730-0012
広島市中区上八丁堀 6-30
広島合同庁舎第 4 号館
☎ 082-227-9011 / FAX082-227-9174
「麻薬・覚せい剤」相談電話☎ 082-228-8974

四国厚生支局 麻薬取締部
〒 760-0019
高松市サンポート 3 番 33 号
高松サンポート合同庁舎 4 階
☎ 087-811-8910 / FAX087-823-8810
「麻薬・覚せい剤」相談電話☎ 087-823-8800

九州厚生局 麻薬取締部
〒 812-0013
福岡市博多区博多駅東 2-10-7
福岡第二合同庁舎
☎ 092-472-2331 / FAX092-472-2336
「麻薬・覚せい剤」相談電話☎ 092-431-0999

九州厚生局 麻薬取締部 小倉分室
〒 803-0813
北九州市小倉北区城内 5-3
小倉合同庁舎
☎ 093-591-3561 / FAX093-591-3516
「麻薬・覚せい剤」相談電話☎ 093-591-3561

九州厚生局 沖縄麻薬取締支所
〒 900-0022
那覇市樋川 1-15-15
那覇第一地方合同庁舎
☎ 098-854-2584 / FAX098-834-8978
「麻薬・覚せい剤」相談電話☎ 098-854-0999

参考資料

『麻薬取締官』鈴木陽子著　集英社新書
厚生労働省地方厚生局麻薬取締部「麻薬取締官」ウェブサイト
薬物乱用防止「ダメ。ゼッタイ。」ホームページ「薬物データベース」

著者　麻薬取締官経歴

昭和	47年	4月	1日	厚生省(現・厚生労働省)麻薬取締部入所
		7月	17日	近畿地区麻薬取締官事務所　捜査第一課
	48年	5月	1日	近畿地区麻薬取締官事務所　神戸分室
	49年	8月	1日	近畿地区麻薬取締官事務所　捜査第二課
	56年	12月	2日	近畿地区麻薬取締官事務所　捜査第一課
	62年	4月	1日	近畿地区麻薬取締官事務所　情報官付
	63年	7月	1日	四国地区麻薬取締官事務所　情報官付
平成	元年	10月	1日	関東信越地区麻薬取締官事務所　横浜分室　情報官
	3年	11月	1日	中国地区麻薬取締官事務所　情報官
	5年	8月	1日	東北地区麻薬取締官事務所　捜査課長
	9年	4月	1日	九州地区麻薬取締官事務所　捜査課長
	11年	10月	1日	近畿地区麻薬取締官事務所　捜査第二課長
	12年	4月	1日	近畿地区麻薬取締官事務所　捜査第一課長
	16年	4月	1日	九州厚生局麻薬取締部　小倉分室　分室長
	20年	3月	31日	定年退職

本書に登場する人物名・団体名は、著者以外、すべて仮名です。

高濱良次（たかはま・よしつぐ）
昭和22年生まれ。薬学部薬学科卒業。同45年、大阪市衛生局保健所に入所。翌年退職。47年、厚生省（現・厚生労働省）麻薬取締部入所。近畿地区麻薬取締官事務所捜査第一課、同神戸分室、四国地区、関東信越地区、中国地区、東北地区、九州地区など転勤を重ねる。捜査第二課長、捜査第一課長などを歴任。平成20年3月31日、小倉分室長として定年退職を迎える。現在は語学留学でアメリカに滞在中。

麻取や、ガサじゃ！　麻薬Gメン最前線の記録

2011年2月9日［初版第1刷発行］

著者……………高濱良次

発行者…………加登屋陽一
発行所…………清流出版株式会社
東京都千代田区神田神保町3-7-1 〒101-0051
電話03（3288）5405
振替00130-0-770500
（編集担当　古満　温）
印刷・製本 ……株式会社シナノ パブリッシング プレス

ISBN978-4-86029-348-2
http://www.seiryupub.co.jp/